運動・からだ図解

痛み・鎮痛の しくみ

オールカラー

慶應義塾大学医学部麻酔学教室
緩和ケアセンター長
橋口さおり（監修）

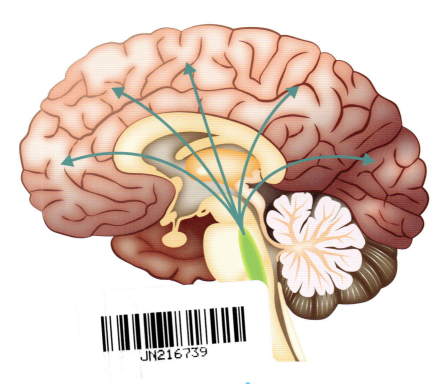

はじめに

　痛みは生命を維持するために不可欠な感覚です。私たちは、痛みがある
おかげで自分にとって危険なものは何かを学ぶことができますし、危険も
回避できます。また、痛みによって病気の存在に気づくことも可能です。

　一方、痛みによって生活の質（Quality of Life: QOL）は大きく下がります。
痛みに苦しむ人は多く、国内でも2000万人以上が中等度以上の慢性痛に
苦しんでいるといわれています。これに対して人類は、痛みを緩和するた
めに、これまでさまざまな方法を試みてきました。それは古代の呪術的な
方法にはじまり、ハーブや生薬、温めたり冷やしたりする方法、痛みを生
じさせないようなケア、鎮痛薬、神経ブロック療法や手術などの侵襲的な
方法、認知行動療法、カウンセリング、リハビリテーションなどです。

　しかし、何か1つの方法で痛みが解決することは少なく、痛みが複雑で
あるほど、複数の方法を組み合わせて総合的な治療を行なう、いわゆる
マルチモーダルなアプローチが重要です。何でも使えばよいというもので
はなく、それぞれの痛みに合った方法を取らなければ効果はありませんし、
治療やケアの提供には多職種がかかわる必要があります。適切な鎮痛法を
提供するためには、各職種が痛みのことをよく知らなければなりません。

　本書には、痛みが生じるしくみ、さまざまな種類の痛み、それぞれの痛
みに関連した疾患、痛みのケアや治療について分かりやすく書かれています。
重要な用語はキーワードとして繰り返し掲載され、図を多用することで理
解を深めるよう工夫されています。痛みについて初めて学ぶ人にとっては
系統立てて学びやすく、これまで多くの患者に接して経験を積んでいる人
にとっては、通読することで痛みについて俯瞰できる内容となっています。
本書が、痛みの治療に取り組む皆さんの助けとなり、痛みに苦しむ人たち
に貢献することを願ってやみません。

橋口さおり

CONTENTS

はじめに …………………………………………… 2
本書の使い方 ……………………………………… 8

 第1章 痛みの基礎知識 ………… 9

痛みとは何か ……………………………………… 10
痛みは異常を知らせるサイン …………………… 12
痛みにも種類がある ……………………………… 14
発生原因で痛みを分類する ……………………… 16
侵害受容性疼痛とは ……………………………… 18
神経障害性疼痛とは ……………………………… 20
心因性疼痛とは …………………………………… 22
発生部位で痛みを分類する ……………………… 24
痛む場所が明確な体性痛 ………………………… 26
部位の特定が難しい内臓痛 ……………………… 28
別の所が痛む関連痛 ……………………………… 30
急性痛のメカニズム ……………………………… 32
慢性痛のメカニズム ……………………………… 34
自発痛と誘発痛 …………………………………… 36
全人的苦痛（トータルペイン）とは …………… 38
痛みが人体に及ぼす影響 ………………………… 40
SPECIAL COLUMN マインドフルネスの活用 ………… 42

CONTENTS

第2章 痛みが起こるしくみ……… 43

中枢神経と末梢神経 …………………………… 44
ニューロンと神経線維の種類 ………………… 46
情報の伝達と脊髄への入力 …………………… 48
皮膚感覚の種類と受容器 ……………………… 50
感覚神経の伝導路 ……………………………… 52
大脳皮質の体性感覚野 ………………………… 54
自律神経 ………………………………………… 56
侵害受容性疼痛が起こるしくみ ……………… 58
侵害刺激を感知する侵害受容器 ……………… 60
発痛物質と発痛増強物質 ……………………… 62
痛みの情報を中継する後根神経節 …………… 64
脊髄から脳に痛みが伝わるしくみ …………… 66
脳幹や大脳辺縁系と痛み ……………………… 68
神経障害性疼痛 ………………………………… 70
神経が切れるとどうなる？ …………………… 72
交感神経が関係する痛み ……………………… 74
関連痛が起こるメカニズム …………………… 76
痛みのトリガーポイントとは ………………… 78
失った四肢が痛む幻肢痛 ……………………… 80
痛みの悪循環と慢性化 ………………………… 82
痛みの刺激が続くと過敏になる ……………… 84
痛みを左右するもの① 閾値 ………………… 86
痛みを左右するもの② 温度 ………………… 88
痛みを左右するもの③ 心理的要因 ………… 90
痛みを左右するもの④ 天候 ………………… 92
痛みとかゆみ …………………………………… 94
痛みとしびれ …………………………………… 96

SPECIAL COLUMN　無痛分娩はなぜ増加しないのか……98

第3章 痛みの評価と診断 99

- 痛みを測るツール 100
- 痛みの問診と観察のポイント 102
- さまざまな痛みの表現 104
- 痛みを数値化する検査法 106
- 痛みの診察① 理学的検査 108
- 痛みの診察② 画像診断 110
- 痛みの診察③ 心理検査 112
- 痛みの診察④ 血液検査・その他の検査 114
- **SPECIAL COLUMN** 在宅療養における疼痛管理 116

第4章 痛みを緩和する方法 117

- 体内の疼痛抑制システム 118
- 手当てによる鎮痛効果 120
- ストレスが痛みを鈍くする 122
- 快の情動が痛みを鈍くする 124
- 痛みには慣れるのか 126
- 痛みの治療法の概要 128
- 鎮痛薬による治療 130
- NSAIDs〜非ステロイド性抗炎症薬 132
- NSAIDsの例：『ロキソニン』など 134
- アセトアミノフェン 136
- 最強の鎮痛薬〜オピオイド 138
- オピオイドの例① モルヒネ 140
- オピオイドの例② オキシコドン、フェンタニル 142
- 鎮痛補助薬 144
- その他の薬物 146

CONTENTS

漢方薬による治療 …………………………………… 148
神経ブロック療法 …………………………………… 150
硬膜外ブロック ……………………………………… 152
星状神経節ブロック ………………………………… 154
トリガーポイント注射 ……………………………… 156
理学療法の概要 ……………………………………… 158
運動療法 ……………………………………………… 160
物理療法 ……………………………………………… 162
心理療法 ……………………………………………… 164
その他の治療法① 外科的治療 ……………………… 166
その他の治療法② レーザー治療 …………………… 168
その他の治療法③ 光線療法 ………………………… 170
東洋医学による痛みの治療 ………………………… 172
　SPECIAL COLUMN　モルヒネが効かない痛み ………… 174

第5章　いろいろな痛みと疾患 …………… 175

頭痛① 一次性頭痛 …………………………………… 176
頭痛② 二次性頭痛 …………………………………… 178
脳卒中後の中枢性疼痛 ……………………………… 180
顔面の痛み（三叉神経痛）………………………… 182
顎関節症 ……………………………………………… 184
頸部の痛み …………………………………………… 186
外傷性頸部症候群（むちうち）…………………… 188
肩の痛み（肩関節周囲炎）………………………… 190
腕や手の痛み ………………………………………… 192
胸の痛み① 特に緊急性が高い胸痛 ………………… 194
胸の痛み② 見逃してはいけない胸痛 ……………… 196
おなかの痛み① 部位で病気が予測できる ………… 198

おなかの痛み② 緊急性が高い腹痛	200
泌尿器、生殖器系の痛み	202
婦人科疾患による痛み	204
腰の痛み① 急に起こる激しい腰痛	206
腰の痛み② 慢性的な腰痛	208
骨折による痛み	210
筋肉の痛み	212
関節の痛み	214
股関節の痛み	216
膝の痛み	218
足部・足趾の痛み	220
長く歩けない間歇性跛行	222
全身性の痛み	224
複合性局所疼痛症候群	226
術後痛症候群	228
がん性疼痛と緩和ケア	230
抗がん剤による痛み	232

索引 ………………………………………………………………… 234

本書の使い方

POINT
ここで学習する内容のポイントをまとめています。

試験に出る語句
痛みや鎮痛に関連する各種資格試験の出題率が高い語句をピックアップしています。

キーワード
本文の中で重要な用語や難しい用語を解説しています。

メモ
本文の用語をさらに詳しく解説しています。

赤シートで隠せる重要語句！
重要語句は赤字にして区別してあります。付属の赤シートをかぶせると重要語句を隠せるので、学習に役立ててください。

痛みはなぜ起こる

2-3 発痛物質と発痛増強物質

POINT
- 体の組織が壊れると発痛物質が放出されて痛みが生じる。
- 発痛物質にはブラジキニン、セロトニンなどがある。
- プロスタグランジンは発痛物質の働きを増強する。

組織が壊れると発痛物質が放出される

外傷や炎症などで体の組織が壊れたり、組織の血流が低下して酸欠状態に陥ると、そこから発痛物質が放出され、それを化学的刺激を感知する侵害受容器が感知すると痛みが生じます。発痛物質はいわば組織の悲鳴です。発痛物質には、体内で発生する内因性発痛物質だけでなく、カプサイシンなど体の外から刺激して痛みを起こす外因性発痛物質があります。さらにそれ自体に発痛作用はなく、発痛物質の働きを強める発痛増強物質もあります。

<主な発痛物質・発痛増強物質と特徴>
代表的な発痛物質は下の通りです。
- **ブラジキニン**
血管の損傷をきっかけに、血液中の物質が次々に反応を起こし、ブラジキニンができる。強力に痛みを起こす。
- **ヒスタミン**
アレルギーや炎症に関係する物質。低濃度ではかゆみを、高濃度で痛みを生じる。
- **セロトニン**
中枢では伝達物質として生体リズムなどにかかわるが、末梢では炎症時の痛みにかかわっている。
- **プロスタグランジン**
これ自体には発痛作用はない。ブラジキニンなどによる発痛作用を強める発痛増強物質。
- **サイトカイン**
免疫の細胞が放出する物質の総称。組織の損傷や炎症時に発痛物質や免疫細胞同士の情報伝達物質として働く。

試験に出る語句
発痛物質
組織が壊れたり酸欠になると放出され、これを侵害受容器が感知すると痛みが起こる。ブラジキニンなどがある。カプサイシンなど外因性の発痛物質もある。

発痛増強物質
それ自体に発痛作用はなく、発痛物質を増強する。プロスタグランジンなどがある。

キーワード
ヒスタミン
アレルギー反応で肥満細胞から放出され、鼻水、かゆみ、浮腫、気管支収縮などを起こすほか、血管拡張・血管透過性亢進作用がある。

メモ
発痛物質のいろいろ
左記のほかに、K^+、H^+、アセチルコリン、ロイコトリエン、サブスタンスP、ATPなどがある。

62

発痛物質と発痛増強物質

外傷などにより体の組織が壊れると発痛物質が放出されて痛みを感じます。発痛物質にはブラジキニン、セロトニンなどがあります。

発痛物質・発痛増強物質とその作用

カプサイシンなどの外因性発痛物質や、組織の損傷や炎症、血流の減少による組織の酸素欠乏などによって放出される発痛物質が、侵害受容器を刺激して痛みが起こる。

Athletics Column
けがからの復帰は痛みと相談しながら
アスリートがけがをした場合、いつごろトレーニングや競技に復帰できるか不安になるものです。けがの種類や程度、手術の有無などにより復帰までのプロセスは大きく変わるので、基本的な方針は主治医やトレーナーの指示に従いますが、日々のリハビリやトレーニングでは患部の痛みに注目することが大切です。自発痛や運動時痛のある場合は、組織の損傷や炎症、神経の損傷が残っていることが考えられ、無理な運動は回復の妨げになります。痛みを生じないギリギリのレベルでのトレーニングを積み重ね、徐々に体力と自信をつけていくようにしましょう。

63

カラー図解イラスト＆解説
痛みの構造や種類を分かりやすいカラーイラストで解説しています。

しくみ・部位の解説
痛みや鎮痛に関する各組織の機能や構造をより詳しく解説しています。

2種類のコラム

COLUMN
学習する内容の付随情報を紹介し、より深い本文の理解を促します。

Athletics Column
痛みに関する中でも、運動に関する知識を掘り下げて紹介しています。

8

第1章

痛みの基礎知識

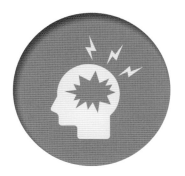

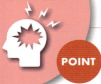

痛みの基礎知識

痛みとは何か

POINT
- 国際疼痛学会の痛みの定義が国際的に認知されている。
- 痛みは主観的・個人的で極めて不快な情動である。
- 怒りや不安などの感情や血圧上昇などの身体的変化が生じる。

痛みは主観的・個人的なもの

　国際疼痛学会は、**痛み**を「実際に何らかの**組織損傷**が起こったとき、あるいは組織損傷が起こりそうなとき、あるいはそのような損傷の際に表現されるような、**不快な感覚体験**および**情動体験**（訳：日本緩和医療学会）」と定義しています。痛みを理解するために最も重要なのは、あくまで**主観的**で**個人的**なものであるということです。

　定義の前半部分では、実際に目に見える切り傷や皮下出血などのけがをしたときだけではなく、けがをしそうな状況のときにも痛みはあるとし、さらに痛みを「表現されるもの」と述べています。つまり、その人の痛みやその原因となることがらは他人が見て分かるものとは限らず、その人が言葉や表情などで痛いと表現しているのであれば、痛みは確かに存在するということです。実際に、検査をしても臓器には何の異常もないのにつらい痛みを訴えることがあり、このような場合でもその訴えを「気のせいだ」と否定してはならないのです。

　また定義の後半で述べているように、痛みは極めて不快な体験です。また不快な情動とは、痛みに伴ってわき上がる怒りや悲しみ、イライラ、不安や恐怖などの感情や、呼吸が荒くなる、血圧が上がるなどの身体的変化のことです。痛みが続けば心身ともに消耗し、うつ傾向に陥ったり、日常生活に支障をきたすようになってしまいます。したがって痛みは放置するべきものではなく、できる限り早く、あらゆる手段を使って和らげたり取り除く必要があるのです。

痛み
組織の損傷やその可能性があるようなときに表現される極めて不快な感情・情動。主観的で個人的なものである。

情動
感情と、それに伴って起こる身体的な変化のこと。

痛みは個人的なもの
同じ刺激が加わっても、痛みの感じ方や訴え方は人によって違う。痛みは主観的で個人的なもの。

痛みはどんな形で表れるのか

痛みは、極めて主観的で個人的なものですが、それをいかに的確に相手に伝えることができるかが、痛みという不快な感情・情動を取り除く近道になります。

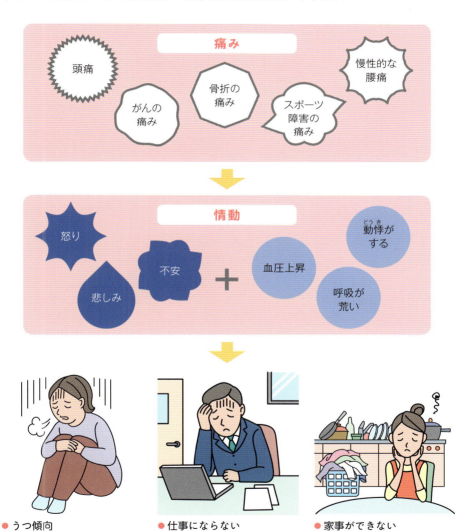

痛みに対して対策を取らずにいると、心身ともに消耗し、日常生活に支障をきたす。したがって痛みは、できる限り早く緩和したり取り除く必要がある。

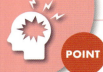

痛みの基礎知識

痛みは異常を知らせるサイン

POINT
- 痛みは体の異常を知らせるための警告である。
- 先天性無痛症の子どもは危険を学習することができない。
- 痛みがあれば重大な病気にも気づくことができる。

痛みを感じられないと体の異変を認識できない

　痛みは、体に何か異常が起きていることを知らせるサインです。では、痛みを一切感じられなかったらどうなるでしょうか。

　生まれつき痛みを感じることができない**先天性無痛症**という病気があります。この病気の子どもは、骨が折れるほどの衝撃が加わっても、たとえ骨が折れても痛みを感じないので、何が危険なのかを学習することができません。

　糖尿病が進行すると**糖尿病性神経障害**という合併症が起きてきます。痛みなどの感覚が鈍くなるので、足の指に小さな傷ができ、膿んでしまっても気がつきません。そして知らない間に組織が腐り、真っ黒くなった足の指を見て初めて気づくのです。

　痛みは、組織が傷ついたとき、または傷つくような**強い刺激**を受けたときに生じます。また組織に**炎症**が起きたり、**虚血状態**に陥ったり、がんなどによって正常な組織が圧迫されていたときなどにも痛みが生じます。痛みが生じたらそこに何か異常が起きていると認識し、病院に行くなどしかるべき措置を取るべきです。

　一般に、急激に発症する病気には痛みが伴います。例えば**脳卒中**の頭痛（P.178参照）、**心筋梗塞**の胸痛（P.194参照）、**尿管結石**の腹痛（P.202参照）などは痛みが強く、誰もが緊急事態だと察するでしょう。しかし例えば**がん**の場合、初期には痛みがないため自分で病気に気づくことはできません。痛みはつらい症状ですが、体の異変を警告してくれるとても重要な症状なのです。

 試験に出る語句

先天性無痛症
生まれつき痛みを感じられない病気。末梢神経の異常で、温度の感覚と痛みの感覚がない。厚生労働省の難病に指定されている。

 キーワード

糖尿病性神経障害
糖尿病の合併症の一つ。糖尿病によって末梢の神経が障害され、痛みなどの感覚を感じにくくなる。

 メモ

心因性の痛みもある
一般的に痛みは身体的な刺激によって引き起こされるが、身体的な検査をしても何も異常が見つからず、心因性の痛みとされる場合もある（P.22参照）。

さまざまな痛みのサイン

痛みは、体の異常を知らせるサイン。放置したり気づかないでいたりすると、後で大変なことになりかねません。体が発する警告には素直に耳を傾けましょう。

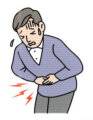
急な痛み

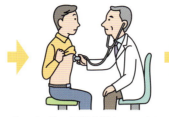
医師の診察を受ける

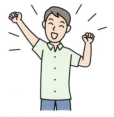
治療をして健康を取り戻す

急な痛みや激しい痛みは、体の異常を知らせてくれる。医師の診察を受け、治療を受けて健康を取り戻すことができる。

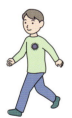
病気があるのに痛みがない

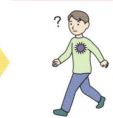
軽い痛みや違和感がある程度では重大な病気と思わない

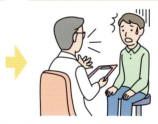
気づいたときには病気が進行していることも

初期に痛みがない病気では、重大な病気でも気づくことができない。痛みがあっても軽度の場合、悪いものと思わず、手遅れになることも。

もしも痛みを感じなかったら……

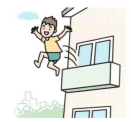
何が危険かを学習することができない。

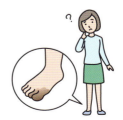
見えないところに傷があっても気づかず、組織が腐って真っ黒になってから気づく（切断を要する）。

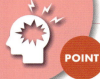

痛みの基礎知識

痛みにも種類がある

POINT
- 痛みの分類は的確な診断と治療のために重要である。
- 痛みの原因、痛む部位、痛み方などで分類できる。
- 痛みの種類が違えば原因は違う可能性がある。

なぜ、どこが、どのように痛むのか

　頭痛と腹痛では原因が違います。頭痛の中にも、締め付けられるように痛む場合とキリキリ痛む場合とでは原因となる病気が違う可能性があります。

　痛みはその性質やメカニズムなどによって分類することができます。痛みの分類は、痛みの原因を探り、的確に診断や治療を行なうために役立ちます。ここではまず、どのような分類方法があるかを見ていきましょう。それぞれの内容はこの後、詳しく解説しています。

＜痛みの分類＞

　痛みの分類方法とその概要は以下の通りです。

● **痛みの原因で分類する（P.16 〜 23 参照）**

　皮膚を切った、神経が傷ついた、病気で炎症が起きたなど、痛みの刺激の種類や痛みの原因によって分類する。**侵害受容性疼痛**と**神経障害性疼痛**、さらに**心因性疼痛**に分けられる。

● **痛みの部位で分類する（P.24 〜 31 参照）**

　頭が痛いのか腰が痛いのか、また皮膚の表面が痛いのか、関節の中が痛いのかなど、痛む部位によって分類する。**体性痛**、**内臓痛**、**関連痛**、**中枢性疼痛**に分けられる。

● **痛みの起こり方で分類する（P.32 〜 37 参照）**

　急に起こった痛み＝**急性痛**か、いつの間にか痛くてずっと続いている痛み＝**慢性痛**などか、痛みの起こり方で分類する。またじっとしていても痛む**自発痛**と、動かすと痛い、押すと痛いなど何かの刺激によって起こる**体動時痛**とでは、局所で起きていることが違う。

試験に出る語句

炎症
組織に感染や機械的刺激などがあると免疫が働いて生じる反応。痛み、発赤、発熱、腫脹の4徴候が現れる。

キーワード

痛みの原因
ここでは痛みを起こす原因疾患ではなく、どんな刺激によって、どんなメカニズムで痛みが生じるかを解説している。

 メモ

痛みの分類で情報を整理する
何らかの痛みが生じたとき、痛みの原因、部位、起こり方、痛み方を整理すると、何が起きているのかが分かってくる。

痛みの分類

痛みは部位や痛み方、原因などによって分類することができます。的確な診断と治療のためにも痛みを正確に分類することが大切です。

痛みの原因による分類

侵害受容性疼痛

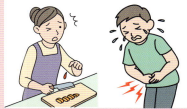

指を切った、膝をぶつけたなどのけがによる痛み、下痢や便秘による腹痛などの痛み

神経障害性疼痛

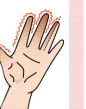

神経の圧迫や断裂によって生じる痛み

心因性疼痛

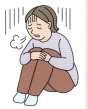

メンタルな問題で生じる痛み

痛みの部位による分類

体性痛

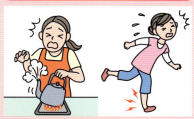

やけどの皮膚の痛み、捻挫の関節の痛みなど、皮膚、筋肉、骨、関節などの痛み

内臓痛

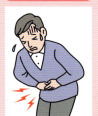

胸痛や腹痛などの内臓の痛み

関連痛

心筋梗塞で顎や肩が痛むなど、病気がある臓器とは違う場所に出る痛み

痛みの起こり方による分類

急性痛

慢性痛

突然起こる激しい頭痛などの急性痛と、長年悩まされている肩の痛みなどの慢性痛

自発痛

体動時痛

じっとしていても痛む自発痛と、運動すると痛むなどの体動時痛

第1章 痛みの基礎知識 — 痛みにも種類がある

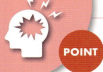

痛みの基礎知識

発生原因で痛みを分類する

POINT
- 侵害受容性疼痛は痛みの刺激をキャッチして起こるもの。
- 神経障害性疼痛は神経自体が傷ついて起こる痛み。
- 心の問題で起こる痛みを心因性疼痛という。

痛みの刺激をセンサーがキャッチして起こる痛み

基本的に痛みは、強くぶつけた、刃物で切った、臓器に炎症が起きたなどの刺激を受けて感じるものです。それらの刺激は、体の至る所に配置されているセンサーである**侵害受容器**でキャッチします。そして侵害受容器で刺激をキャッチして起こる痛みを**侵害受容性疼痛**（P.18参照）といいます。足の指を机の足にぶつけてひどい痛みが走る、胃腸炎を起こしておなかが痛いなど、私たちが日常的に感じる痛みの多くはこのタイプです。

神経自体が傷ついて起こる痛み

一方で神経そのものが傷ついたり圧迫されて起こる痛みがあります。そのような痛みを**神経障害性疼痛**（P.20参照）といいます。電線がネズミにかじられ漏電を起こし、火災に発展することがあるように、神経が傷ついたり圧迫されたりすると、情報が正常に伝わらなくなったり、自然発火したりして痛みが起こります。**糖尿病性神経障害**や**がん**の圧迫による痛み、神経が遮断されたことによる痛みなどがその例です。

心因性疼痛は気のせいではない

強い不安や恐怖、ストレス、悲しみなど心の問題で生じる痛みを**心因性疼痛**（P.22参照）といいます。痛みを起こすような刺激はなく、神経自体も正常なのに痛みに悩まされます。痛いという訴えは事実であり、体は異常ないのだから痛みは気のせいだなどと否定してはいけません。

試験に出る語句

侵害受容性疼痛
機械的刺激や化学的刺激など、痛みを生じるような刺激をキャッチして起こる痛み。日常生活の中で起こる痛みの多くはこのタイプ。

神経障害性疼痛
神経そのものが傷ついて起こる痛み。大けがをして神経が断裂したり、強く圧迫されたりして起こる。

キーワード

受容器
何らかの刺激をキャッチするセンサー。痛みの受容器は侵害受容器という。味を感知する味蕾、音を感知する内耳にある蝸牛管、視覚情報をキャッチする網膜にある視細胞なども受容器である。

メモ

受容器・受容体
同義語として扱われていることもあるが、基本的に受容器は刺激をキャッチするセンサーで、受容体は細胞膜上や細胞内にあり化学物質をキャッチするたんぱく質でできた構造のこと。

痛みの原因による分類

痛みの原因は、①外部からの痛みの刺激によるもの、②神経障害によるもの、③心の問題によるものに大きく分類できます。

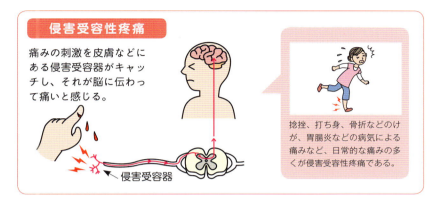

侵害受容性疼痛

痛みの刺激を皮膚などにある侵害受容器がキャッチし、それが脳に伝わって痛いと感じる。

捻挫、打ち身、骨折などのけが、胃腸炎などの病気による痛みなど、日常的な痛みの多くが侵害受容性疼痛である。

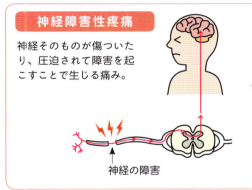

神経障害性疼痛

神経そのものが傷ついたり、圧迫されて障害を起こすことで生じる痛み。

糖尿病性神経障害による痛み、切断して失ったはずの四肢に痛みを感じる幻肢痛などは神経障害性疼痛である。

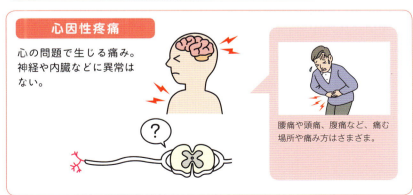

心因性疼痛

心の問題で生じる痛み。神経や内臓などに異常はない。

腰痛や頭痛、腹痛など、痛む場所や痛み方はさまざま。

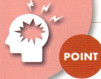

痛みの基礎知識

侵害受容性疼痛とは

POINT
- 痛みの刺激を侵害受容器でキャッチして起こる痛み。
- 痛みの刺激には、機械的刺激、化学的刺激、熱刺激がある。
- 痛む場所が明瞭な体性痛と明瞭でない内臓痛に分けられる。

体性痛と内臓痛に分けられる

　ぶつけた、切ったなどの刺激を侵害受容器がキャッチし、その情報が脳に伝わることで起こる痛みが侵害受容性疼痛です。侵害受容器を刺激するものには、機械的刺激、化学的刺激、熱刺激があります。侵害受容性疼痛がどのようなメカニズムで生じるのかは58ページで詳しく解説しているので、ここではその痛みの特徴について見ていきましょう。

　侵害受容性疼痛は体性痛（P.26参照）と内臓痛（P.28参照）に分けることができます。

　体性痛は、皮膚、筋肉、骨、関節などで感じる痛みです。体性痛は痛む場所が明確なのが特徴で、どこが痛いですかと聞くと、比較的はっきり「ここ」と指さすことができます。痛みは鋭い痛み、刺し込むような痛みなどと表現されます。多くは急性痛で、痛みがしばらく続いたり、体を動かすと痛みが増すことがあります。

　内臓痛は、名前の通り内臓に起こる痛みで、胃腸炎などによるおなかの痛み、腎臓などの臓器の炎症による痛みなどがその例です。内臓の炎症、胃腸の急激な収縮、臓器が腫れてそれを包む膜が引き伸ばされることなどが刺激となります。内臓痛の特徴は痛む場所が明瞭でないことです。体性痛のように「ここ」と指さすことはできず、「この辺りが痛い」と訴えます。痛みは押されるような、締めつけられるような痛み、絞られるような痛みなどと表現されます。吐き気や発汗などを伴うことがあるのも内臓痛の特徴です。

試験に出る語句

侵害受容性疼痛
機械的刺激、化学的刺激、熱刺激を皮膚や内臓にある侵害受容器がキャッチして起こる痛み。体性痛と内臓痛に分けられる。

体性痛
皮膚、筋肉、骨、関節などに生じる痛み。ケガによるものが多い。

内臓痛
内臓の痛み。胃腸炎、腎炎などの内臓の炎症、下痢をするときの急激な腸の収縮による痛みなどがある。

キーワード

機械的刺激、化学的刺激、熱刺激
機械的刺激はぶつかる、切れるなどの衝撃、化学的刺激は発痛物質などの化学物質の刺激、熱刺激は火や熱の刺激。

メモ

痛みの表現
体性痛と内臓痛とでは痛み方が違う。したがって痛みを診断するときには、患者の痛みの表現が非常に重要である。

侵害受容性疼痛の特徴

刺激を侵害受容器でキャッチして起こる痛み「侵害受容性疼痛」には、体性痛と内臓痛の2種類があります。

体性痛

皮膚、筋肉、骨、関節などの痛みを体性痛という。

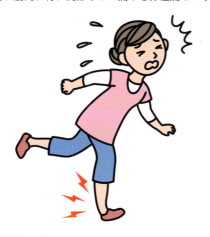

● 痛みの特徴

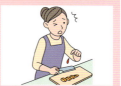

痛む場所が明瞭。「ここ」と指さすことができる。

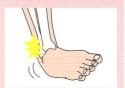

刺すような痛み、鋭い痛みなどと表現される。

内臓痛

内臓からくる痛み。胸痛、腹痛、背部痛、腰痛などとして現れる。

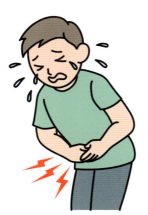

● 痛みの特徴

痛む場所が不明瞭。「この辺りが痛い」と訴えることが多い。

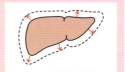

内臓の炎症、腫れ、胃腸の急激な収縮などが原因。

第1章 痛みの基礎知識　侵害受容性疼痛とは

19

痛みの基礎知識

神経障害性疼痛とは

POINT
- 神経自体が傷ついて起こる痛みを神経障害性疼痛という。
- 神経の切断、がんの浸潤、末梢神経障害などが原因。
- けがなどが治ったのに、電撃痛やピリピリする痛みが続く。

けがや病気で神経が傷ついて痛みが起こる

　神経そのものが傷ついたことで、神経が異常に興奮して起こる痛みを**神経障害性疼痛**といいます。そのメカニズムは70ページで解説しています。

　大けがをして神経が切断されたり傷ついたりした場合や、神経を攻撃する性質があるウイルス（ヘルペスウイルスなど）の**感染**、**糖尿病**の合併症の**神経障害**などが原因になります。また**椎間板ヘルニア**（P.206）や**脊柱管狭窄症**（P.222）、**がん**の腫瘍などで神経が圧迫された場合にも痛みが生じます。がんの場合、がんが神経に広がってしまったり、ある種の**抗がん剤**の副作用で神経障害が起こり、痛みが生じることもあります。神経障害性疼痛は、末梢の神経だけでなく、**脳卒中**や**脊髄損傷**など中枢神経の障害でも起こることがあります。

　神経障害性疼痛の痛みは、針で刺すような痛み、電気が走るような痛み、焼けるような痛みなどと表現されます。発作のように鋭い痛みが繰り返し襲ってくることがあります。また、局所の感覚が鈍くなったり、しびれを伴うことや、けがなどは治ったはずなのに、痛みだけが長く続くこともあります。

　神経障害性疼痛では、普通なら痛みなど感じないような優しくなでるなどの刺激で痛みを感じる**アロディニア**（P.84参照）を伴うこともあります。

　神経障害性疼痛の痛みはなかなか治らないのも特徴で、市販されている一般的な鎮痛薬ではあまり効果がないので、痛みの専門医に相談することが大切です。

試験に出る語句

神経障害性疼痛
神経が傷ついて起こる痛み。神経の損傷や切断、圧迫などが原因。神経が異常に興奮して痛みを起こす。市販の鎮痛薬はあまり効かない。

キーワード

アロディニア
優しくなでたり、衣服が触れるといった程度の刺激でも痛みに感じてしまう状態。神経が過敏になって起こる。

📝 メモ

神経障害性疼痛は長引く
なかなか治らないのも神経障害性疼痛の特徴で、睡眠が妨げられ、仕事や家事にも影響し、うつ状態になってしまうこともあるので、専門医に相談することが大切。

神経障害性疼痛の特徴

「神経障害性疼痛」には、神経自体が傷ついて起こる場合や、がん、糖尿病などが原因になるものがあります。

神経障害性疼痛の原因になる外傷や病気

| 脊髄損傷 | 脳卒中 | 糖尿病性神経障害 |

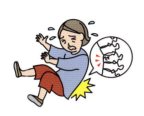 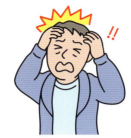 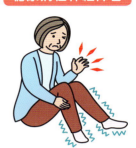

神経自体が傷つき、神経が異常に興奮して痛みが起こる。脊髄損傷などによる神経の損傷、糖尿病の合併症による神経障害、がんの神経への浸潤などが原因とされている。

● 痛みの特徴　針で刺すような痛み、電気が走るような痛み、焼けるような痛みなどと表現される。発作的な激痛が繰り返されることがある。長期間にわたり痛みに悩まされる傾向がある。

| 針で刺すような痛み | 電気が走るような痛み | 焼けるような痛み |

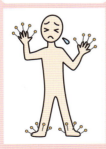 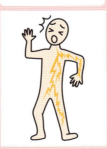 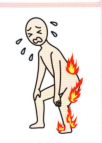

市販の鎮痛薬はほとんど効かない。

痛みの基礎知識

心因性疼痛とは

POINT
- 病気がないのに痛みが続く場合、心因性疼痛という。
- ストレスや不安など精神的な問題が痛みの原因になる。
- 心因性疼痛は決して気のせいではない。

検査で異常がないのに痛みがつらい

　長い間痛みに悩まされていて、検査をしたのにどこにも異常が見当たらないことがあります。このような場合、その痛みは**心因性疼痛**と診断されます。また痛みが出る可能性があるような病気が見つかったものの、客観的にはひどく痛むほどではないと思われるのに、本人は激しい痛みを訴えるといったケースもあります。このような痛みも心因性疼痛がかかわっていると考えられます。

　心因性疼痛は、慢性の痛みで長い間つらい思いをした人に起こることがあります。脳が痛みを覚え込んでしまい、病気が治っても痛みだけが続いてしまうのです。また、病気が再発するのではないか、もっとひどい痛みに悩まされるのではないかといった**不安**や**恐怖**が募り、痛みを感じてしまったり、脳の痛みを抑制する働き（P.118参照）が低下して痛みが増幅されたりします。

　心因性という言葉は、気のせいという意味ではありません。**精神・心理的**な問題が原因という意味であり、精神をつかさどる脳の働きや、**ストレス**に対応するために働く**交感神経**など、体の生理的な機能がかかわっています。したがって「気持ちの問題だ」「気にしなければ痛みなど感じない」「病気がないなら我慢すればよい」と考えるのは間違いです。痛みは「主観的で個人的な情動体験（P.10参照）」ですから、他人に見えるものではなく、本人の「痛い」という訴えは事実として受け止めるべきなのです。心因性疼痛はなかなか自然には治りませんから、**精神科**や**心療内科**での適切な治療が必要です。

 試験に出る語句

心因性疼痛
精神・心理的な問題が原因で起こる痛み。検査をしても身体的な異常が見つからないもの。慢性痛でつらい思いをした人にも起こる。自然には治りにくい。

 キーワード

交感神経
体の機能を自律的に調節する自律神経のうち、体を戦闘態勢にする働きを持つ神経。心拍数や血圧、血糖値を上げるなどの働きをする。

 メモ

知られていない病気の症状かも？
心因性疼痛と思っていた痛みが、今までに知られていない病気によるものである可能性もある。痛みに向き合って適切な治療が必要である。

心因性疼痛の特徴

ストレスや不安などが引き起こす「心因性疼痛」は、病気やけがが原因ではないため診断が困難ですが、「気のせい」で片付けてしまうのは危険です。

心因性疼痛とは

痛みがあって、病院で検査をしても身体的な異常が見つからない場合、心因性疼痛と診断される。

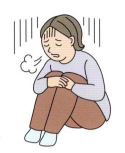

つらい痛みを訴える

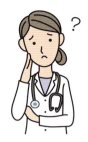

検査をしても異常がない

心因性疼痛の要因

精神・心理的な問題によって痛みが起きたり、増幅されたりする。

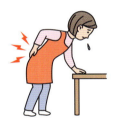

長い間悩まされている痛み

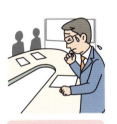

職場や家庭でのストレス、疲労

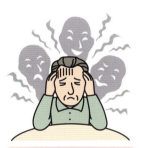

不安や恐怖、痛みや病気の再発の心配

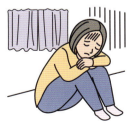

放置すると仕事や家事に影響が出たり、うつ傾向になったりする。

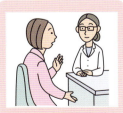

精神科や心療内科などで治療を受けることが大切。

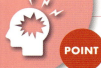

痛みの基礎知識

発生部位で痛みを分類する

POINT
- 体性痛、内臓痛、関連痛、中枢性疼痛に分けられる。
- 関連痛は痛みの本体とは違う場所で感じる痛み。
- 脳や脊髄で発生する痛みを中枢性疼痛という。

その痛みが体のどこから発生しているのか

痛みは、どこで発生するかによって分類することもできます。すなわち、皮膚や筋肉、骨、関節の侵害受容器が刺激されて起こる痛みの「**体性痛**」、内臓が腫れたり胃腸が強く収縮したりして起こる痛みの「**内臓痛**」、痛みの本体とは違う場所が痛む「**関連痛**」、脳や脊髄が痛みをつくり出す「**中枢性疼痛**」です。痛む場所が比較的明確な体性痛と、痛む所が不明瞭な内臓痛の特徴は18ページの侵害受容性疼痛の項で説明したので、ここでは関連痛と中枢性疼痛の概要を解説します。

関連痛とは、痛みの原因となる障害が生じている場所とは違う所に感じる痛みのことです。例えば**心筋梗塞**が起きたときは、突然激しい胸痛が起こると同時に、顎や左肩、左腕に痛みが出ることがあります。この胸痛以外の痛みが関連痛です。関連痛は、神経が混線することなどによって起こる痛みで、どの病気のときにどこに関連痛が出やすいかというパターンがあります（P.30参照）。

中枢性疼痛は**脳**と**脊髄**からなる中枢で発生する痛みです。**脳卒中**や**脊髄損傷**などによって神経自体が傷ついて起こる**神経障害性疼痛**と、腫瘍や炎症などによる**侵害受容性疼痛**が含まれます。脊髄損傷では、脊髄の損傷部が支配する範囲やそれより下の感覚を失ったはずの領域に異常な痛みが生じたりします。しかし中枢性疼痛は、中枢神経にダメージを受けたすべてのケースに起こるわけではありません。

試験に出る語句

体性痛
皮膚、筋肉、骨、関節の痛み。

内臓痛
内臓の炎症や胃腸の急激な収縮などにより起こる痛み。

関連痛
痛みの本体とは違う場所で感じる痛み。例：心筋梗塞のときの顎や左肩の痛み。

中枢性疼痛
脳や脊髄の損傷や病気で起こる痛み。神経が傷ついて起こる神経障害性疼痛と、腫瘍や炎症などによる侵害受容性疼痛が含まれる。

キーワード

脊髄損傷
何らかの原因により脊髄が損傷を受けた状態。損傷の程度によって痛みのほかに麻痺やしびれなどの異常知覚が起こる。

メモ

脊髄損傷と筋肉・関節痛
脊髄損傷で麻痺が起こると、自分で体位を調節できない。ずっと同じ体位を強いられると、筋肉や関節に痛みが生じる。定期的に体位変換をする必要がある。

痛みの発生部位による分類

痛みは、どこで発生するかによって、①体性痛、②内臓痛、③関連痛、④中枢性疼痛に分類することができます。

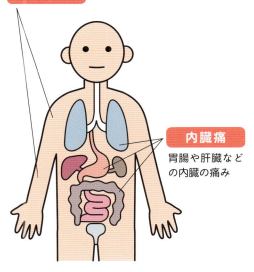

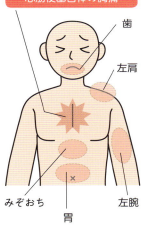

中枢性疼痛

脳や脊髄の損傷による侵害受容性疼痛や神経障害性疼痛。痛みの刺激がないのに痛いと感じたり、麻痺している部位に異常な痛みを感じたりする。

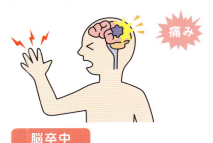

脳卒中
脳が「手が痛い」と思ってしまう

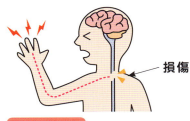

脊髄損傷
麻痺しているはずの部位に異常な痛みを感じる

第1章 痛みの基礎知識　発生部位で痛みを分類する

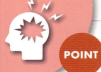

痛みの基礎知識

痛む場所が明確な体性痛

POINT
- 体性感覚のうちの痛みの感覚を体性痛という。
- 皮膚感覚の表面痛（表在痛）と深部感覚の深部痛がある。
- Aδ線維が伝える速い痛みとC線維が伝える遅い痛みがある。

体性痛には表面痛と深部痛がある

　痛覚、温覚、冷覚、触覚などの皮膚で感じる「**皮膚感覚**」と、位置覚、運動覚などの関節や筋肉などで感じる「**深部感覚**」を合わせて「**体性感覚**」といいます。そして皮膚感覚の中の痛みを「**表面痛（表在痛）**」、深部感覚の中の痛みを「**深部痛**」といい、それらを合わせて「**体性痛**」といいます。体性痛は、皮膚や関節などにある**侵害受容器**（P.58参照）である**自由神経終末**によって感知され、脊髄、視床を経て大脳の一次体性感覚野に届けられます。体性痛の特徴は痛む場所が比較的明瞭なことで、大抵は「ここが痛い」と指さすことができます。

　表面痛は皮膚や粘膜の痛みです。皮膚を切った、熱いものや冷た過ぎるものに触れたといった刺激で痛みを感じます。例えば熱い鍋をうっかり触ってしまったとき、一瞬鋭い痛みを感じ、1秒ほど遅れて焼けるような痛みを感じます。前者の一瞬の痛みは**Aδ線維**（P.46参照）と呼ばれる神経線維によって伝えられるもので、痛む場所が非常に明確で、刺激がなくなればすぐに痛みも消えます。後者の遅く感じる痛みは**C線維**（P.46参照）と呼ばれる神経線維によって伝えられる痛みで、痛む場所がやや不明瞭で、刺激がなくなっても痛みは消えないことがあります。

　深部痛は、筋肉や筋膜、腱、骨膜、関節包などにある侵害受容器で感知する痛みです。痛む場所は比較的明瞭ですが、痛みの伝わり方の速い・遅いの違いは表面痛ほど明確でなく、うずくような痛みを感じます。痛みは、筋肉や靱帯などに対する機械的な刺激や、炎症などによって生じます。

 試験に出る語句

体性痛
皮膚、筋肉、骨、関節で感じる痛み。体性感覚の中の痛みの感覚のこと。

表面痛
表在痛ともいう。皮膚や粘膜で感じる痛み。

深部痛
筋肉、骨、関節などで感じる痛み。

 キーワード

Aδ線維、C線維
感覚の情報を伝達する神経線維の種類。Aδ神経は有髄線維で、C線維は無髄線維。

 メモ

軟骨に痛みの受容器は？
深部痛を感知する侵害受容器は関節軟骨にはない。スポーツ障害や加齢で軟骨が傷ついても、それだけでは痛みを感じない。

体性痛の種類

体が感じる痛みの感覚のことを体性痛といいます。体性通には皮膚で感じる「皮膚感覚」と関節や筋肉で感じる「深部感覚」があります。

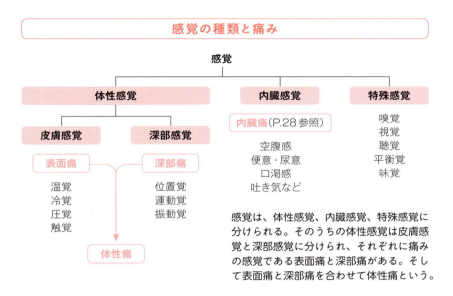

感覚は、体性感覚、内臓感覚、特殊感覚に分けられる。そのうちの体性感覚は皮膚感覚と深部感覚に分けられ、それぞれに痛みの感覚である表面痛と深部痛がある。そして表面痛と深部痛を合わせて体性痛という。

体性痛の種類ー表面痛と深部痛

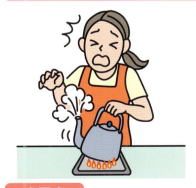

表面痛

表面痛は、皮膚や粘膜の痛み。やけどなどのけがの場合、一瞬鋭い痛みを感じた後、少し遅れて焼けるような痛みを感じる。

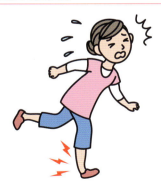

深部痛

深部痛は、筋肉、筋膜、骨、関節などの痛み。けがの場合、表面痛のような2段階の痛みは明瞭でない。

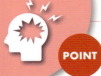

痛みの基礎知識

部位の特定が難しい内臓痛

POINT
- 内臓の炎症や腫れ、胃腸の急激な収縮などを痛みと感じる。
- 内臓痛は鈍痛のことが多く、痛む場所が不明瞭である。
- 内臓痛は関連痛を伴うことがある。

鈍痛で場所がはっきりしない内臓痛

内臓痛は、内臓の異常によって生じる痛みです。内臓に炎症が起きたり、胃腸などの管状の臓器が急激に強く収縮したり、肝臓などの固形の臓器が腫れて臓器を覆う膜が引き伸ばされたり、腫れた臓器が周囲の組織を圧迫すると、内臓痛が生じます。

内臓痛は**鈍痛**のことが多く、押されるような痛み、絞られるような痛みなどと表現されます。また痛みが起きている場所をピンポイントで特定することができず、例えばおなかが痛いとき、「おへその左側の辺りが痛い」「下腹部が痛い」という程度には表現できますが、皮膚の表面痛のように「ここ」と指さすことはできません。それは、内臓痛を伝える神経の種類や数、分布などが体性痛とは大きく違っているからです。

内臓痛を伝える神経は**内臓求心性線維**と呼ばれる神経線維で、基本的には**自律神経系**の**交感神経**と一緒に、一部は**副交感神経**と一緒に走って脊髄に入っています。内臓痛を感知する神経は密度が低く、1本の神経が広い範囲を担当しています。また鋭く速い痛みを伝える**Aδ線維**（P.46参照）は少なく、遅い痛みを伝える**C線維**（P.46参照）が圧倒的に多く分布しています。内臓痛の多くが鈍痛ではっきりしないのはこのためです。

内臓痛には**オピオイド**と呼ばれる強い鎮痛薬（P.138参照）がよく効きます。また悪くなった内臓とは別のところに痛みが出る関連痛が伴うことがあるのも特徴です。関連痛については次の項目で詳しく解説します。

試験に出る語句

内臓痛
内臓の炎症、胃腸の激しい収縮、内臓の腫れなどが痛みを起こす。

キーワード

内臓求心性線維
内臓の感覚を感知して中枢に伝える神経線維。内臓痛のほか、口渇、空腹、直腸や膀胱の内圧などの情報を伝える。自律神経と並んで走って脊髄後根に入る。

メモ

内臓で激痛が起こることもある
尿管結石や胆石の痛みは激痛である。また胸膜や腹膜も敏感で、これらを刺激するような病気では激痛が起こる。

内臓痛の特徴

内臓痛は、内臓の炎症や腫れ、胃腸などが急激に強く収縮したりすることで起こる痛みです。鈍痛であることが多く、痛みの場所を特定することが困難です。

鈍痛

多くは鈍痛で、この辺りという程度には示せるが、ピンポイントで指さすことはできない。
※尿管結石や胆石など鋭い痛みの場合もある。

関連痛

心臓の病気で左肩が痛むなどの関連痛が起きやすい。

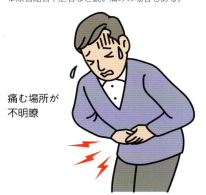

痛む場所が不明瞭

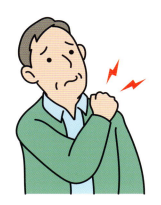

内臓痛と表面痛の神経

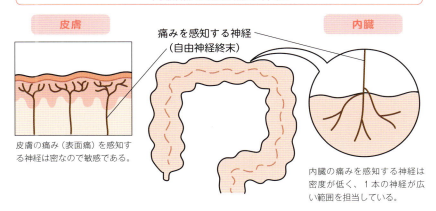

皮膚

痛みを感知する神経（自由神経終末）

内臓

皮膚の痛み（表面痛）を感知する神経は密なので敏感である。

内臓の痛みを感知する神経は密度が低く、1本の神経が広い範囲を担当している。

内臓の痛みを感知する神経は、1本が広い範囲を担当しているため、痛みが生じた場合、どこのポイントで痛みが生じているかを特定しにくい。

第1章 痛みの基礎知識

部位の特定が難しい内臓痛

29

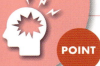

痛みの基礎知識

別の所が痛む関連痛

POINT
- 痛みの本体と離れた場所に生じる痛みを関連痛という。
- 内臓痛に起こる関連痛は神経の混線によるもの。
- 凝った筋肉にあるトリガーポイントが関連痛を起こす。

内臓の痛みに伴う皮膚の痛み

関連痛とは、炎症などで痛みが発生している場所とは別の場所に感じる痛みのことです。特に内臓痛に対して皮膚に生じる関連痛がよく見られます。

このような関連痛は神経の混線によって起こると考えられています。内臓の痛みの情報が、脊髄で体の痛み（体性痛）の情報とともに1つのニューロンに合流するため、皮膚も痛いと勘違いしてしまうのです（P.76参照）。

内臓の病気に伴う関連痛のうち最もよく知られているのは、心筋梗塞のときに胸痛と同時に顎や左肩、背中などに痛みを感じるケースです。また、胆石のときに腹痛と同時に感じる右肩の痛み、尿管結石や子宮・卵巣の腫瘍などの病気で感じる腰痛、胃や十二指腸の潰瘍で感じる左の背中の痛みなどがあります。これらの関連痛は、病気の診断のためにとても重要な情報となります。

筋肉にも関連痛がある

筋肉の使い過ぎや血行不良などで筋肉が凝り固まっている状態のとき、指で押すと響くような強い痛みを発する点が見つかることがあり、これをトリガーポイント（P.78参照）といいます。このトリガーポイントを押したとき、凝っている筋肉そのものに痛みが生じるだけでなく、離れた場所の筋肉にも痛みを感じることがあります。これも関連痛です。この筋肉に発生する関連痛のメカニズムは内臓痛の関連痛とは違うと考えられていますが、はっきりしたことは分かっていません。

試験に出る語句

関連痛
痛みの原因となっている場所とは離れた場所に生じる痛み。心筋梗塞のときの顎や左肩の痛みなど。

キーワード

トリガーポイント
発痛点ともいう。筋肉が凝っているとき、押すと特別に強い痛みを生じる点。その点を押すと別の筋肉に関連痛が起こることがある。

メモ

筋肉の凝り＝筋・筋膜痛症候群
使い過ぎや血行不良によって筋肉が硬く凝り固まっている状態を筋・筋膜痛症候群という。

関連痛の種類

本来痛みが発生している所とは離れた場所に感じる痛みを「関連痛」といいます。神経の混線や、筋肉が固まっているため離れた場所に痛みが伝わってしまう場合などがあります。

内臓痛の関連痛

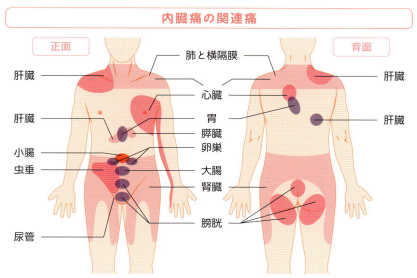

肝臓の病気では右肩に、心臓の病気では左の肩や腕に関連痛が起こる。
これを知っているとどんな病気の可能性があるかを推測できる。

筋肉と関連痛ートリガーポイントの例

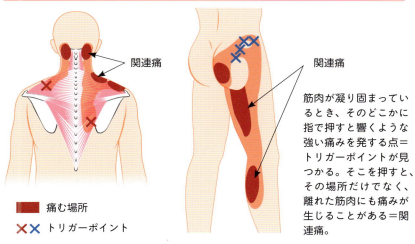

筋肉が凝り固まっているとき、そのどこかに指で押すと響くような強い痛みを発する点＝トリガーポイントが見つかる。そこを押すと、その場所だけでなく、離れた筋肉にも痛みが生じることがある＝関連痛。

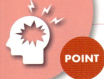

痛みの基礎知識

急性痛のメカニズム

POINT
- 急な外傷や病気で起こる急性痛は大低一過性である。
- 急性痛が起こると心拍数増加などの緊急反応が起こる。
- 痛みがひどいと痛みの悪循環に陥り慢性化することがある。

急性痛は大低は一過性

外傷や急性の病気などで急に起きる痛みが**急性痛**です。指先を切ったなどの**侵害刺激**を感知して起こる**侵害受容性疼痛**が大半で、日常生活の中でもよく経験する痛みです。

痛みは体の異常を知らせるサインですが、まさに急性痛がその役割を担っています。痛みが体の異変を教えてくれるからこそ、治療など適切な対処ができるのです。

急性痛が起こると、体には**緊急反応**と呼ばれる生体反応が起こります。**血管が収縮**し、**心拍数や呼吸数が増加**、**血圧が上昇**、**筋肉の緊張**が高まり、手や額に**汗**が出ます。この反応は人がストレスにさらされたときの反応と同じで、**交感神経-副腎髄質系**の働きが活発になるために起こるものです。痛みやストレスは人にとって緊急事態であり、それに立ち向かうため、体を臨戦態勢にするのです。

急性痛が悪循環に陥って慢性化する

痛みの原因が軽症だったり、適切な治療によってすぐに治れば、痛みは消え、交感神経-副腎髄質系の働きによる緊急反応も治まります。しかし痛みがひどかったり長引いたりすると緊急反応はなかなか治まりません。すると急性痛の痛みに重ねて、**発痛物質**（P.62参照）の放出などによる痛みが生じ、それがまた交感神経系を刺激するという悪循環（P.82参照）に陥ってしまいます。さらに痛みに対するストレスや不安といった心理的な要因が重なり、外傷や病気が治ったのに痛みが続く慢性痛に移行してしまうことがあります。

試験に出る語句

急性痛
急な外傷や病気による痛み。基本的に一過性で、外傷などが治れば痛みも消える。

緊急反応
痛みというストレスに対して交感神経・副腎髄質系の働きで、血管収縮、心拍数・呼吸数増加、血圧上昇などの生体反応が起こること。体を臨戦態勢にする反応。

キーワード

交感神経-副腎髄質系
交感神経は自律神経のうち体を活動的または臨戦態勢にする働きを持つ神経。副腎髄質はアドレナリンなどのホルモンを分泌し、内分泌系の働きの中で交感神経様の反応を起こす。

メモ

ストレス
自分にとって脅威となるもの（ストレッサー）に遭遇したとき、逃走か闘争に備え、交感神経-副腎髄質系の働きで体を臨戦態勢にすること（ストレス反応）、またはその状態。

急性痛と緊急反応

外傷や病気などにより急に起こる痛みが「急性痛」です。一過性であることが多いのですが、痛みがひどかったり長引いたりすると、慢性化することがあるので注意が必要です。

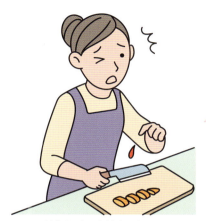

外傷などで急性痛が起こる

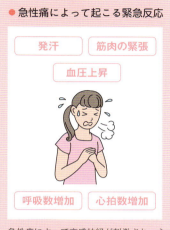

● 急性痛によって起こる緊急反応

発汗　筋肉の緊張　血圧上昇　呼吸数増加　心拍数増加

急性痛によって交感神経が刺激され、心拍数上昇などの反応(急性反応)が起こる。

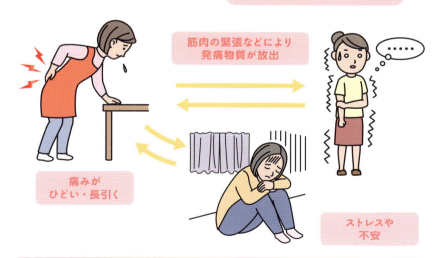

筋肉の緊張などにより発痛物質が放出

痛みがひどい・長引く

ストレスや不安

急性痛がひどかったり長引いたりすると、緊急反応が治まらず、発痛物質の放出などによる痛みが加わる。さらに心理的要因も重なり、痛みが慢性化することがある。

痛みの基礎知識

慢性痛のメカニズム

POINT
- 長く痛みが続いているものを慢性痛という。
- 神経障害性疼痛、中枢性疼痛、心因性疼痛などがある。
- 慢性痛には体の異常を知らせるサインとしての意義はない。

慢性痛はそれ自体が1つの病気

慢性痛とは、長く痛みが続いている状態のことです。ただし、がんや関節リウマチなどの病気によって次々に急性痛が起こり続けているようなケースは、"慢性の痛み"ではあるものの"慢性痛"には含みません。

慢性痛は、神経自体が傷ついたことが原因で起こる神経障害性疼痛（P.20参照）や、中枢神経の損傷や障害で中枢神経から痛みが発生する中枢性疼痛（P.24参照）、メンタルな問題が原因で起こる心因性疼痛（P.22参照）などがあり、急性痛だったものが痛みの悪循環に陥って慢性化したものも含まれます。詳しい検査をしても痛みを引き起こす障害や病気が見つからないことも少なくありません。

慢性痛は痛む場所が広範囲で不明瞭なのが特徴です。痛みは、焼けつくような痛み、うずくような痛み、針でチクチク刺されるような痛みなどと表現されます。ビリビリ、ジンジンする痛みが続くのは慢性痛と考えられます。

慢性痛の場合、体は消耗した状態になります。疲労感、食欲不振、不眠、集中力の低下、イライラ、痛みに対して過敏になるなどの症状が現れ、うつ傾向になることもあります。学業や家事、仕事に支障をきたし、社会生活にも悪影響を及ぼします。

本来、痛みは体の異常を知らせるサインですが、慢性痛の場合、もはやその役割は担っていません。慢性痛はそれ自体が1つの病気ととらえるべきで、できるだけ早く的確な方法で痛みをやわらげる必要があります。

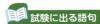

慢性痛
長く痛みが続いているもの。ただし、がんなどの進行性疾患で急性痛が次々に起きているものは慢性痛とはいわない。痛む場所が不明瞭で、ビリビリするなどと表現される痛みが特徴。

神経障害性疼痛
神経自体が傷ついたために起こる痛み。そのきっかけとなった外傷や病気が治っても痛みが続く。

中枢性疼痛
脳や脊髄が痛みを生み出してしまうもの。脳・脊髄の損傷や病気が原因。

心因性疼痛
強いストレスなどメンタルな問題で生じる痛み。

慢性痛とドクターショッピング
慢性痛があると原因が見つかりにくいこともあり、次々と病院を替えるドクターショッピングにつながるケースが少なくない。

慢性痛の原因と影響

痛みが長く続く「慢性痛」には、①神経障害によるもの、②中枢神経から痛みを発するもの、③心因性のものがあります。痛む場所が広範囲で不明瞭なのが特徴です。

神経障害性疼痛

神経損傷や糖尿病性神経障害など

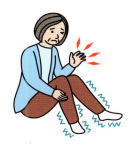

心因性疼痛

メンタルな問題で生じる痛み。痛みの悪循環で慢性化したケースなど

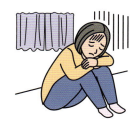

中枢性疼痛

脳や脊髄の障害・病気で中枢から発する痛み

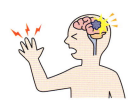

● 次々に起こる急性痛は含まない | 関節リウマチやがんなどで、次々に急性痛が起きているため痛みが長く続く場合、慢性痛とはいわない。

慢性痛の影響

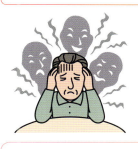

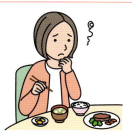

慢性痛をそのままにしていると、不眠や食欲不振などが重なり、うつ傾向になったり、社会生活にも支障を来す。

痛みの原因がなかなか見つからず、次々に病院を替えるドクターショッピングにつながるケースもある。

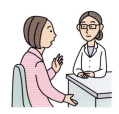

病院を転々とせず1人の医師とじっくり治すことが大切。

第1章 痛みの基礎知識　慢性痛のメカニズム

35

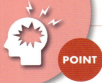

痛みの基礎知識

自発痛と誘発痛

POINT
- 外傷や炎症による自発痛、何らかの刺激で起こる誘発痛。
- 運動器の外傷などで動かすと痛むものを体動時痛という。
- 誘発痛が残る場合は局所に炎症が残っている可能性がある。

安静時にも痛む自発痛、刺激すると痛い誘発痛

じっとしていても感じる痛みを自発痛、安静にしていれば痛みはないが、何らかの刺激が加わると感じる痛みを誘発痛といいます。

例えば指先をひどく切ってしまったとき、切った直後はじっとしていても痛い自発痛がありますが、絆創膏などでしっかり覆って固定してやると比較的すぐに痛み（自発痛）は治まります。しかしちょっとでも患部を触れば、飛び上がるほどの痛み（誘発痛）を感じます。また一度、痛みが治まっても数時間から1日ほどで自発痛が再発することもあります。

そして時間の経過とともに自発痛は治まり、押すと痛むような誘発痛も消えていき、けがが治っていきます。捻挫や肉離れなどのスポーツによる外傷、ぎっくり腰などでも似た経過をたどります。筋肉や骨、関節の外傷・障害のときに誘発痛を起こす刺激は主に運動で、このような誘発痛を体動時痛といいます。

自発痛と誘発痛のメカニズム

自発痛は、外傷の直接的な刺激や、局所の炎症により損傷した組織から発痛物質（P.62参照）が放出されたり、腫れて周囲を圧迫することによって起こります。そして炎症が徐々に治まってくると、発痛物質の放出や腫れが軽減し、自発痛が消えていくのです。しかし炎症による腫れが残っていると、その部分を押したり動かしたりしたときだけ神経が刺激され、誘発痛が生じます。

試験に出る語句

自発痛
じっとしていても感じる痛み。外傷の受傷直後や、その後に起こる炎症による発痛物質や腫れによる圧迫が原因。

誘発痛
押したり動かしたりといった刺激によって誘発される痛み。患部に炎症が残っていることなどを示唆している。

キーワード

発痛物質
損傷した組織や炎症を起こした組織から放出される物質。ヒスタミン、プロスタグランジン、ブラジキニンなどがある。

メモ

誘発痛の出方は診断に有用
例えば腰痛がある場合、どんな運動をするとどこが痛いか、どんな姿勢をすると痛みが増すかといった情報は、病気の診断に大いに有用である。

自発痛と誘発痛の違い

外傷や炎症により、安静時にも痛むのが「自発痛」、安静にしていれば痛みはないものの、何らかの刺激が加わると痛みを感じるのが「誘発痛」です。

捻挫の痛みの変化

1 足関節を捻挫する。

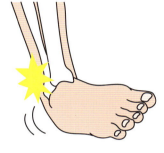

2 運動をやめ、安静にしても痛い＝自発痛。

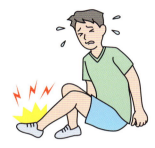

3 応急処置をして固定するといったん自発痛は治まる。

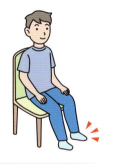

4 しばらくするとにぶい自発痛が生じてくる。

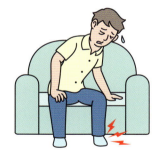

Athletics Column
腰痛の診断に役立つ誘発痛

腰痛の原因や腰の神経の様子を診断するために、どんなときに痛みが増すか（誘発痛）を調べることがあります。例えば、前かがみになると痛むケースと腰を反らすと痛むケースとでは、原因が違っている可能性があります。なお、ラセーグ徴候は椎間板ヘルニアのときに見られる症状で、仰臥位（ぎょうがい）で膝を伸展位で持ち上げていくと大腿後面に痛みが出ます。

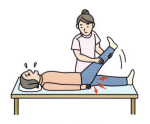

ラセーグ徴候

痛みの基礎知識

全人的苦痛(トータルペイン)とは

POINT
- 身体的・社会的・精神的苦痛とスピリチュアルペインがある。
- がん患者の痛みのケアに関して広がった概念である。
- 痛みは心や社会的役割などにも相互に影響を及ぼす。

痛みは単なる身体的痛みだけではない

がん患者の3分の2が痛みを経験するといわれています。そのようなつらい痛みに対しては、「○○が痛い」という症状だけを見るのではなく、**トータルペイン（全人的苦痛）**としてとらえることが大切だという考え方が広まっています。

トータルペイン（全人的苦痛）には、**身体的苦痛、社会的苦痛、精神的苦痛、スピリチュアルペイン**という4つの側面があり、相互に深く関係しているとされています。がんでない場合でも、痛みがあるとそこからさまざまな問題が生じている可能性があると考えられます。

スピリチュアルペインの理解は難しい

身体的苦痛には、一般的な体の痛みだけでなく、吐き気やかゆみなどの身体的な不快感を含みます。

社会的苦痛とは、痛みや病気によって仕事や家事などの社会的役割を果たせなくなり、収入が減ることや、家族・友人との人間関係の問題、相続の問題などのことです。

精神的苦痛とは、不安や恐怖、怒り、悲しみ、落ち込み、憂うつ、自己嫌悪などのつらい感情のことです。

スピリチュアルペインは日本語に適切な言葉がないためそのまま表記されます。スピリチュアルペインとは、生きることの意味や価値、人生観や死生観の悩み、罪の意識、自分自身の存在意義の問題や悩みのことです。

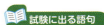

試験に出る語句

トータルペイン
全人的苦痛とも呼ばれる。がん患者の痛みのケアに関して広まった概念。身体的苦痛、社会的苦痛、精神的苦痛、スピリチュアルペインという4つの側面がある。

キーワード

スピリチュアルペイン
日本語で霊的苦痛とされることもあるが、「霊魂」「霊感」といったオカルト的なものとは異なる。適切な言葉がないため、そのまま表記される。

メモ

スピリチュアルペインの表現
「生きていて何になるのか」「何のための人生だったのだろう」「死ぬと自分はどこに行くのか」「病気になったのはバチがあたったからだ」などと表現される。

トータルペイン（全人的苦痛）の因子となるもの

トータルペイン（全人的苦痛）は身体的苦痛と社会的苦痛、そして精神的苦痛、スピリチュアルペインの4種類が関連します。

身体的苦痛
- すべての痛み
- 吐き気
- かゆみ
- 倦怠感
- などの身体的不快感全般

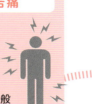

社会的苦痛
- 仕事や家事ができない
- 社会的地位を失う
- 収入が減る・なくなる
- 治療にお金がかかる
- 人間関係が変化する
- 相続の問題　など

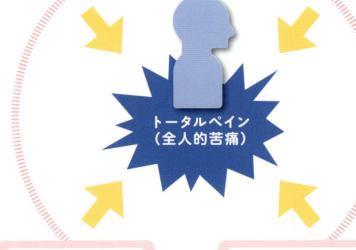

トータルペイン（全人的苦痛）

精神的苦痛
- 不安、恐怖
- 怒り、イライラ、混乱
- 落ち込み、憂うつ、孤独感
- 自己嫌悪、無力感

　※病状や人間関係の変化などによって大きく変化する

スピリチュアルペイン
- 「魂の痛み」「霊的苦痛」
- 生きることの意味
  「このまま生きて何の意味があるのか」
- 自分自身の存在意義
- 人生観や死生観の悩み
  「死後はどこにいくのだろう」
- 罪の意識
  「バチがあたって病気になった」
- 神の存在への思い

第1章　痛みの基礎知識

全人的苦痛（トータルペイン）とは

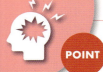

痛みの基礎知識

痛みが人体に及ぼす影響

POINT
- 慢性痛には体の異常を知らせるサインの役割はない。
- 痛みを我慢しても心身に何のメリットもない。
- 慢性痛は自然治癒は難しく、専門医による治療が必要。

痛みは心身の消耗を招く

ここまで見てきたように、痛みはとても不快でつらい症状です。痛みには体に異常が起きたことを知らせるサインという有用な意義はあるものの、その役割を担うのは**急性痛**（P.32参照）であり、慢性化した痛みにはその役割はほとんどありません。

痛みは心身ともに**消耗**させます。特に慢性化した場合は不眠や食欲不振などが続いて疲れ果て、勉強や家事、仕事が満足にできなくなり、家族や友人と楽しく過ごしたり趣味に没頭することもできなくなります。**慢性痛**が特にやっかいなのは、原因が分からないことが少なくないことです。検査をしても「悪いところはありませんね」とか「歳だからしかたないですね」などと言われ、全く解決しないこともあります。長引く痛みと出口が見えないことで不安が募り、さらに痛みが増すという**悪循環**から抜け出せません。病院で異常がないと言われるため周囲の理解が得られず、仮病と誤解されてつらい立場に追い込まれることもあります。

痛みは我慢してはいけない

「痛い、痛い」と訴えるのは弱い人間だと考える人がいたら、それは間違った考え方です。痛みを我慢しても得になることは何一つありません。慢性痛は放置しても自然に治ることを期待するのは難しいので、できる限り早く治療を受けて痛みを取り除くべきです。最近では、痛みの治療を専門にするペインクリニックも増えてきています。

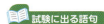
試験に出る語句

慢性痛
神経障害性疼痛、中枢性疼痛、心因性疼痛が主な原因。検査で異常が見つからないこともある。治りにくく、心身に悪影響を及ぼす。

キーワード

ペインクリニック
痛みの治療を専門にするクリニック。痛みの原因を追究し、積極的に除痛することを考えてくれる。

メモ

痛みの悪循環
「痛い→交感神経と運動神経の緊張→血管収縮と筋肉の緊張→局所の血行不良→酸欠の組織から発痛物質放出→痛い」の悪循環をいう（P.82参照）。

痛みはどんな影響を及ぼすのか

痛みは心身を消耗させます。原因が特定できないからと放置すると、さらに不安が募り、さらに痛みが増すという悪循環に陥ることになります。

急性痛で起こる緊急反応

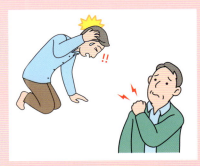

心拍数・呼吸数増加、血圧上昇、筋肉の緊張、発汗など。

慢性痛の身体的影響

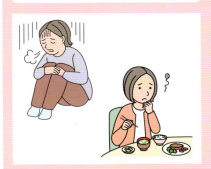

食欲不振、不眠、疲労感など。痛みは悪循環に陥りなかなか消えない。

社会的影響

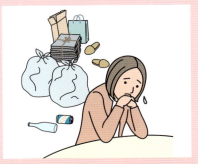

学業や家事、仕事ができない。仕事ができず、経済的に困窮する。

精神・心理的影響

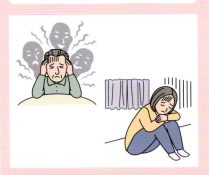

ストレス、痛みや病気に関する不安や恐怖、うつ傾向など。

● 痛みを我慢してもメリットなし

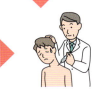

ペインクリニックなどで積極的に痛みの緩和を。

SPECIAL COLUMN

マインドフルネスの活用

　マインドフルネスは、「今、この瞬間の体験に意図的に意識を向け、評価をせずに、とらわれのない状態で、ただ観ること」と定義されています（日本マインドフルネス学会）。なお、「観る」は、見る、聞く、嗅ぐ、味わう、触れる、さらにそれらによって生じる心の働きをも観る、という意味です。

　痛みを軽減する方法の一つとして、最近、この「マインドフルネス」に注目が集まっています。慢性の痛みでなかなか原因を解明できないケースや、治療を受けているが痛みから解放されないなどの悩みを持つ患者が少なくありません。こうした場合にマインドフルネスを活用し、気持ちのありようを整えることで、うまく痛みに対応していこうという趣旨です。

　現在、一部の病院や施設でもマインドフルネスの指導を始めています。患者は「良くなりたい」という気持ちを持っています。そのために大なり小なり自分でできる「何か」を探しています。医療者や家族にずっと世話をしてもらうことを求めても、なかなか自分の思う通りにはならず、満足を得られないこともしばしばあります。そこで、自ら主体的に実践するということに意味があるのです。

　マインドフルネスの具体的な方法は、瞑想、呼吸法、ヨガなどです。

　瞑想は、座禅のようなスタイルを取らないまでも、静かに座って今の自分の感覚に集中します。過去を悔いたり、未来への不安を持ったりしている自分を客観的に見つめます。雑念を取り除き、いろいろ思い悩んでいる意識のありどころを変えるよう訓練していきます。ゆっくりと腹式呼吸を行ないます。毎日、繰り返し行なっていると痛みの感じ方が違ってくるようです。

　現在は、マインドフルネスを科学的に活用しつつある状況で、それによって抑うつや不安感がどう変わったか、痛みはどう軽減されたのか、科学的な指標に沿って研究している段階といえます。

第2章
痛みが起こるしくみ

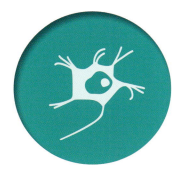

痛みが起こるしくみ

中枢神経と末梢神経

POINT
- 神経系は、中枢神経と末梢神経に分けられる。
- 中枢神経は脳と脊髄、末梢神経は脳神経と脊髄神経からなる。
- 末梢神経は機能的に体性神経と自律神経に分けられる。

脳と脊髄からなる中枢神経

神経系の役割は生体のあらゆる機能を調整することです。全身の内臓機能を調節し、運動を行ない、すべての感覚情報を集約し、感情や思考、創造性をつかさどります。

神経系は中枢神経と末梢神経に分けられます。中枢神経は生体機能のコントロールセンターで、脳と脊髄で構成されます。脳は頭蓋骨の中にあり、脳脊髄液に浮かぶようにして大切に守られていて、大脳、間脳、中脳、橋、延髄、小脳の各部に分けられます。大脳は左右の大脳半球で構成され、脳の最も高度な機能を担当しています。間脳から延髄までの部分は、感情や情動、記憶、生命機能などをつかさどっています。大脳の後方にある小脳には、運動機能を調整する働きがあります。延髄の下に続き、脊柱管の中を通る脊髄は、末梢と脳の間でやりとりする情報を中継したり、脊髄反射を起こします。

脳神経と脊髄神経からなる末梢神経

末梢神経は末梢と中枢とをつなぐいわば電線です。末梢神経には脳に出入りする12対の脳神経と、脊髄に出入りする31対の脊髄神経があります。目に見えるひも状の神経はたくさんの神経線維の束で、そこには中枢から末梢へと指令を伝える遠心性線維と、末梢から感覚の情報を伝える求心性線維が混じっています。末梢神経を働きによって分類すると、脳から運動の指令を伝える運動神経と末梢から感覚の情報を伝える感覚神経からなる体性神経と、内臓の機能を調整する自律神経に分けられます。

 試験に出る語句

中枢神経
生体のすべての機能をコントロールする。脳と脊髄からなる。さらに脳は大脳、間脳、中脳、橋、延髄、小脳で構成される。

末梢神経
脳に出入りする12対の脳神経と、脊髄に出入りする脊髄神経がある。末梢と中枢との間でやりとりする情報が走る電線のようなものである。

 キーワード

体性神経
運動の指令を大脳から全身の筋肉に送る運動神経と全身の感覚の情報を末梢から中枢に送る感覚神経のこと。

自律神経
内臓の働きを意思とは関係なく(自律的に)調整する神経で、交感神経と副交感神経がある。

 メモ

遠心性・求心性
中心から遠ざかる方向に走るものを遠心性、中心に向かう方向に走るものを求心性という。運動神経の線維は遠心性線維、感覚神経の線維は求心性線維である。

中枢神経と末梢神経のしくみ

神経系は、さまざまな指令を発する「中枢神経系」と、中枢からの指令を全身に送ったり、全身からの情報を中枢に送ったりする「末梢神経系」に分けられます。

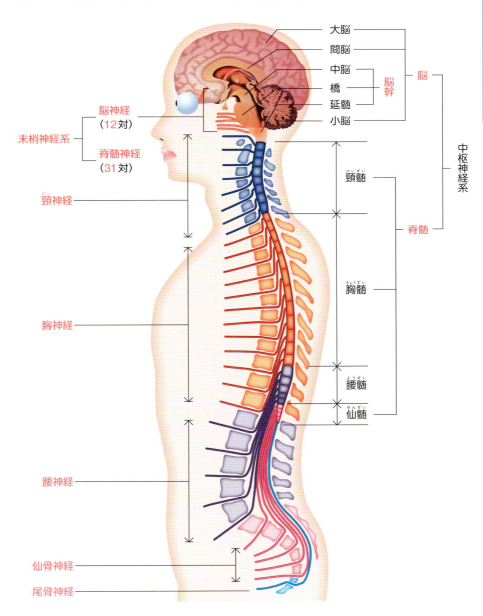

痛みが起こるしくみ

ニューロンと神経線維の種類

POINT
- ニューロンは細胞体、樹状突起、軸索からなる。
- 軸索の先端と別のニューロンの樹状突起がシナプスをつくる。
- 神経線維には髄鞘がある有髄線維とない無髄線維がある。

ニューロンの基本構造と種類

神経系の情報伝達の役割を担うのは**ニューロン**（**神経細胞**）です。ニューロンは、細胞核がある**細胞体**と、そこから木の枝のように伸びる**樹状突起**、長く伸びる**軸索**で構成されています。この軸索が**神経線維**で、先端の**神経終末**がほかのニューロンの樹状突起と**シナプス**と呼ばれる接続部をつくり、情報を伝達しています。シナプスには**シナプス間隙**と呼ばれるすき間があり、軸索の神経終末と樹状突起は接着していません。軸索を伝わってきた**電気的信号（インパルス）**神経終末で**神経伝達物質**に変換され、シナプス間隙に放出されます。そして神経伝達物質が作用して樹状突起が興奮すると、情報が伝達されたことになります。

ニューロンには種類がある

脳から運動の情報を伝える**運動ニューロン**は上記のような形状ですが、末梢から感覚の情報を伝える**感覚ニューロン**は形が違います（右ページ図参照）。細胞体から出た1本の軸索が左右に分かれ、片方の先で受け取った感覚の情報をもう片方の神経終末の方に送っています。

神経線維には、軸索に神経の伝達速度を速める**髄鞘（ミエリン鞘）**と呼ばれるサヤがついている**有髄線維**と、髄鞘がない**無髄線維**があります。さらに髄鞘の厚みを含めた神経線維の太さによって、右ページの表のようにAα、Aβ、Aγ、Aδ、B、Cの6種類に分けられています。そのうち痛みを伝える神経線維は、有髄線維で伝達速度がやや速い**Aδ線維**と、無髄線維で伝達速度が遅い**C線維**です。

試験に出る語句

ニューロン
神経細胞。運動ニューロンは細胞体とそこから周囲に伸びる樹状突起、軸索で構成される。感覚ニューロンは細胞体から出た軸索が左右に伸びる。

髄鞘
ミエリン鞘ともいう。シュワン細胞という細胞が軸索の周りに巻きついたもの。神経を伝わる電気信号は1個1個の髄鞘の間にあるすき間のランビエ絞輪を跳ぶように走る。

シナプス
軸索先端の神経終末から別のニューロンなどに情報を伝達するところ。神経終末から神経伝達物質がシナプス間隙に放出され、それが次のニューロンに作用して興奮を起こす。

キーワード

有髄線維
髄鞘がつく神経線維のこと。伝達速度が速い。髄鞘の厚さが違う線維があり、中枢神経の線維では厚く、末梢神経の線維では薄い。

無髄線維
髄鞘がない神経線維のこと。伝達速度が遅い。痛覚を伝える線維には無髄線維がある。

ニューロンとシナプスの構造

ニューロンは細胞核がある細胞体と、木の枝のように伸びる樹状突起、長く伸びる軸索で構成され、神経伝達物質を通じてさまざまな情報を伝達しています。

ニューロンの構造と接続

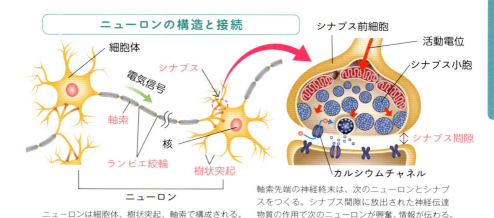

ニューロンは細胞体、樹状突起、軸索で構成される。

軸索先端の神経終末は、次のニューロンとシナプスをつくる。シナプス間隙に放出された神経伝達物質の作用で次のニューロンが興奮、情報が伝わる。

運動ニューロンと感覚ニューロンの構造

感覚ニューロンと運動ニューロンは形が違う。

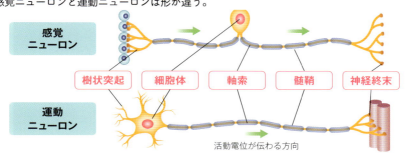

神経線維の種類と働き

線維	髄鞘の有無	直径(μm)	伝達速度(m/sec)	働き
Aα	有髄（厚い）	12〜20	70〜120	骨格筋の運動の伝達、筋・腱の感覚の伝達
Aβ	有髄（厚い）	5〜12	30〜70	触覚・圧覚の伝達
Aγ	有髄（厚い）	3〜6	15〜30	錐内筋（筋にある筋紡錘の中の筋）の運動の伝達
Aδ	有髄（厚い）	2〜5	12〜30	温覚・痛覚の伝達
B	有髄（薄い）	1〜3	3〜15	自律神経（節前線維）
C	無髄	0.5〜2	0.2〜2	温冷覚、痛覚の伝達、自律神経（節後線維）

第2章 痛みが起こるしくみ　ニューロンと神経線維の種類

情報の伝達と脊髄への入力

痛みが起こるしくみ

POINT
- 神経を伝わる情報は電気的信号としてニューロンを伝わる。
- ニューロンの細胞膜の脱分極によって電気的信号が伝わる。
- 感覚の情報は末梢から後根を通って脊髄に入る。

神経線維を情報が伝わるしくみ

末梢から脳に向かう感覚の情報も、脳から末梢に伝わる運動の指令も、**電気的信号（インパルス）**として神経線維を伝わっていきます。

何も情報が流れていない状態では、軸索の膜を挟んで細胞外が「＋」、細胞内が「－」の電位で静止しています。これを**分極**といいます。そこに何らかの刺激が加わると、細胞外の**ナトリウムイオン**（Na^+）が細胞内に流れ込み、その部分で細胞内が「＋」、細胞外が「－」に変化します（**脱分極**）。しかしこの瞬間、隣の部分では脱分極は起きておらず、細胞内と細胞外の電位は元通りなので、ここで「＋」から「－」へと**電流**が生じます。そしてその電流の刺激によって隣の部分が脱分極し、その隣との間に電流が生まれ、また隣が脱分極するというように次々に脱分極が起き、電気的信号が伝わっていきます。

感覚の情報は後根から脊髄に入る

体性感覚を伝える**感覚ニューロン**（P.46参照）は、細胞体から出た軸索がすぐに左右に分かれ、片方が末梢の**感覚受容器**に、片方が**脊髄**に届いています。末梢の感覚受容器でキャッチした感覚の情報は、電気的信号（インパルス）として軸索を通って脊髄の方に伝わってきます。そして細胞体がある**脊髄神経節**を通って脊髄の**後根**から脊髄に入り、ここで脊髄のニューロンに乗り換えます。感覚の情報は原則として脊髄の後根から入るのが特徴です。

試験に出る語句

分極・脱分極
通常はニューロンの細胞外が（＋）、細胞内が（－）の電位で静止している。これを分極という。刺激が加わってこの電位が変化することを脱分極という。

キーワード

後根
脊髄後方の末梢神経の束が入っているところ。脊髄に入る手前に、感覚ニューロンの細胞体が集まっている脊髄神経節がある。

脊髄神経節
感覚ニューロンが脊髄後根に入る手前にある、ニューロンの細胞体が集まっている場所。少し膨らんでいる。

メモ

感覚神経は後根から
感覚神経の線維は原則として脊髄の後根から入る。一方、脳から末梢の筋肉に伝えられる運動の指令は前根から出る。このように脊髄の入り口と出口が決まっていることをベル・マジャンディーの法則という。

ニューロンに電気的信号が伝わるしくみ

脳に向かう情報や脳から伝えられる指令は、電気的信号（インパルス）として神経線維を通ってニューロンに伝わります。そのしくみを見てみましょう。

情報が流れていない状態

細胞内が−、細胞外が＋（分極）で安定している。

刺激を受けたところが脱分極を起こす

Na^+の流入で細胞の中と外の電位がひっくり返る＝脱分極

脱分極したところから隣へ電流が生じる

脱分極したところから、隣の脱分極していないところへ電流が生じる

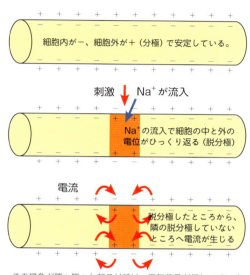

有髄線維の電気的信号の伝わり方

有髄線維の場合は、脱分極がランビエ絞輪を飛ぶように起こっていくので伝達のスピードが速い。

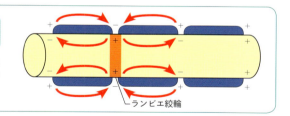

脊髄における情報の入出力

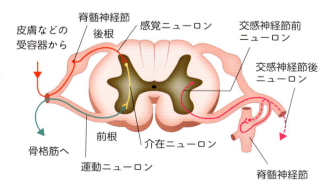

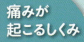

痛みが起こるしくみ

皮膚感覚の種類と受容器

POINT
- 皮膚感覚には、痛覚、温覚、冷覚、圧覚、触覚がある。
- 皮膚感覚は形の違ういくつかの種類の受容器で感知する。
- 痛みを感知する侵害受容器は自由神経終末である。

痛みを感知するのは自由神経終末

　皮膚感覚は**表在感覚**ともいい、**痛覚、温覚、冷覚、圧覚、触覚**があります。皮膚感覚を感知するセンサー＝**受容器**にはいくつかの構造が違うものがありますが、1種類のセンサーが1つの感覚を感知するのではなく、痛覚と温覚など、複数の感覚を感知するものもあります。

＜皮膚感覚の受容器と特徴＞

各受容器の特徴は以下の通りです。

● **自由神経終末**

　神経線維の先が表皮まで伸びたもの。全身に最も広く分布している。痛みを感知するのがこの受容器で、**侵害受容器**と呼ばれる。痛みのほか、温覚なども感知する。

● **メルケル盤**

　表皮の基底層にあるメルケル細胞とそこに接続する神経線維。**口腔粘膜**などにもある。触覚を感知する。

● **ルフィニ小体**

　紡錘型をしている。真皮にあり、温覚、触覚、圧覚を感知する。関節を覆う**関節包**にもあり、深部感覚の感知に関与している。

● **マイスナー小体**

　表皮の基底層直下にある。先端につながる膠原線維で表皮のわずかな動きをキャッチする。指の腹に多く、手のひらや足の裏にもあり、繊細な触覚を感知する。

● **パチニ小体**

　先端の神経線維に層状の膜が巻きついた形。真皮と皮下組織の境目辺りにあり、主に圧覚を感知する。

試験に出る語句

自由神経終末
神経の末端で髄鞘がなくなった部分が表皮まで伸びたもの。痛みを感知する侵害受容器である。ほかに触覚なども感知する。

侵害受容器
痛みの刺激となる機械的刺激、化学的刺激、熱刺激を感知するセンサーのこと。自由神経終末が侵害受容器である。

キーワード

皮膚
表面の表皮とその下の真皮からなる。皮膚感覚の受容器のほとんどが真皮にあるが、自由神経終末は表皮まで先を伸ばしている。

メモ

深部感覚の受容器
位置覚などの深部感覚は、関節包や腱、皮下組織などにある受容器で感知する。深部感覚特有の受容器もあるが、ルフィニ小体など皮膚の受容器と同じものもある。

皮膚の感覚受容器

皮膚感覚を感知する受容器には、構造の異なるいくつかの種類があります。それぞれの特徴を見てみましょう。

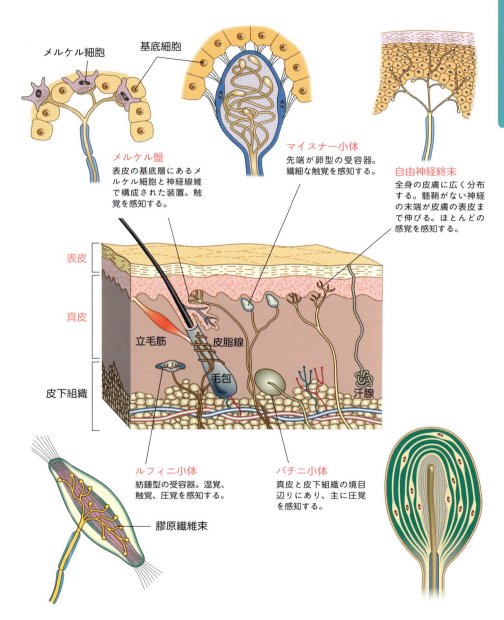

痛みが起こるしくみ

感覚神経の伝導路

POINT
- 感覚の情報は脊髄後角でニューロンを乗り換える。
- 感覚の種類によって通る伝導路が決まっている。
- 感覚の情報は左右反対側に渡る。

感覚の情報は上りの"線路"を通って脳に届く

　皮膚などで感知された感覚の情報は感覚神経の線維を伝わり、脊髄を通って最終的に大脳の体性感覚野（P.54参照）に届けられます。そのルートは末梢から脳への「上り」なので、これを上行性伝導路といいます。この伝導路には、①感覚の種類によって通る場所が決まっている、②どこかで左右反対側に渡る、③脳の視床を経由する、という基本的な決まりがあります。

　末梢からの感覚の情報は、後根から脊髄に入ります（P.48参照）。上肢からの情報は頸髄に、下肢からの情報は腰髄に入るなど、脊髄に入る高さが決まっています。つまり脊髄の高さによって感覚を担当する皮膚の領域が決まっているわけで、それを示したのが右ページの図です。これをデルマトームといいます。

　脊髄に入った感覚の情報は、脊髄灰白質の後角か延髄でニューロンを乗り換え、さらに左右反対側に渡ります。このため皮膚の感覚は、右半身の感覚は左脳が、左半身の感覚は右脳が担当するようになっています。

　脊髄に入った後、感覚の情報はひたすら脊髄を上っていきますが、それを伝える神経線維は、ただ雑に束ねられているわけではありません。まるで電車の線路のように、温覚や痛覚はこの伝導路、繊細な触覚はこの伝導路というように通るところが決まっています。

　脊髄を上った情報は、間脳の視床でまたニューロンを乗り換えます。そして情報は視床からのニューロンを通って大脳皮質の体性感覚野などに届けられます。

 試験に出る語句

伝導路
脊髄を感覚の情報や運動の指令が走るルート。電車の線路のように、情報によって走るルートが決まっている。

 キーワード

灰白質
脳や脊髄でニューロンの細胞体が集まっているところ。脊髄の場合、中心に「H」の字に似た形の灰白質がある。

メモ

感覚の伝導路
感覚の伝導路には脊髄視床路（前脊髄視床路、外側脊髄視床路）と後索-内側毛帯路などがある。

感覚の情報の伝導路

感覚の情報は末梢から脳へと、感覚神経の線維を伝わり、脊髄を通って大脳の体性感覚野に届けられます。

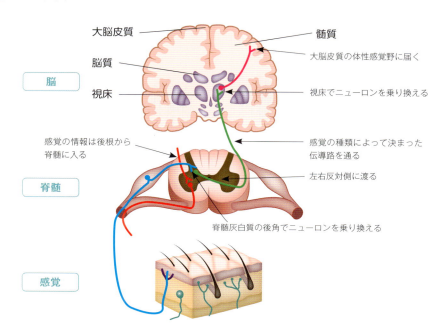

皮膚分節（デルマトーム）

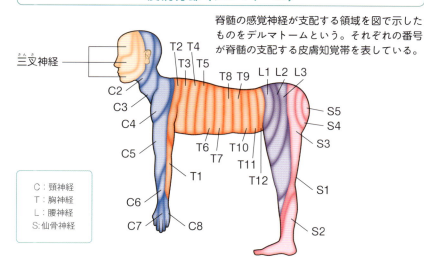

脊髄の感覚神経が支配する領域を図で示したものをデルマトームという。それぞれの番号が脊髄の支配する皮膚知覚帯を表している。

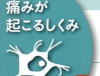

痛みが起こるしくみ

大脳皮質の体性感覚野

POINT
- 痛みの情報は大脳皮質の一次体性感覚野に届く。
- 体性感覚野は大脳皮質の中心溝の後方の一帯にある。
- 内臓痛の情報も体性感覚野に届く。

大脳皮質の一次体性感覚野

全身にあるセンサーで感知した痛みは、感覚神経の伝導路を通り、視床を経由して大脳皮質の一次体性感覚野に届きます（P.52参照）。体性感覚野は大脳皮質の中心溝の後方の一帯にあります。右半身の感覚は左大脳皮質に、左半身の感覚は右大脳皮質に届きます。

帯状に広がる一次体性感覚野は、場所によって担当する体の部位が分かれています（機能局在）。右ページの図は体性感覚野の冠状断面です。大脳皮質の外側に描かれている人体各部の絵は、大脳皮質のどの場所が体のどの部位を担当しているかを対応させて描いたものです。大きく描かれている手や顔は、それらの部位を担当する大脳皮質のニューロンが多く、より繊細な感覚を感知できるということを示しています。ただし痛みに対してどの程度敏感かは、それぞれの部位にある痛みの感覚センサー（P.50参照）の密度によっても大きく左右されます。

内臓痛も体性感覚野に届く

内臓痛は内臓感覚の一つです。内臓感覚には内臓痛以外にも、空腹感、吐き気、便意、口渇感などの自覚できる感覚（臓器感覚）と、血圧や血中の酸素・二酸化炭素分圧など自覚できない感覚があります。血圧など自覚できない感覚の情報は大脳皮質には届けられず、脊髄や脳幹で反射を起こします。それに対して内臓痛や空腹感などの自覚できる内臓感覚の情報は、視床を経由して大脳皮質の体性感覚野まで届けられます。

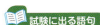
試験に出る語句

一次体性感覚野
大脳皮質の中心溝の後方一帯にある。その前方には運動野が位置している。

機能局在
大脳皮質の場所によって担当する機能が違っていること。例えば体の感覚は体性感覚野が、運動機能は運動野が担当している。

メモ

一次体性感覚野の分担を示す絵
大脳皮質の一次体性感覚野が体のどの部位を担当しているかを示す異様な姿をした人体の絵は「ホムンクルス」と呼ばれている。

痛みの情報はどこに伝わるのか

体が感知した痛みの情報は、視床を経由して大脳皮質の一次体性感覚野に届きます。一次体性感覚野では、場所によって体のどの部分からの痛みを担当するかが分かれています。

第2章 痛みが起こるしくみ　大脳皮質の体性感覚野

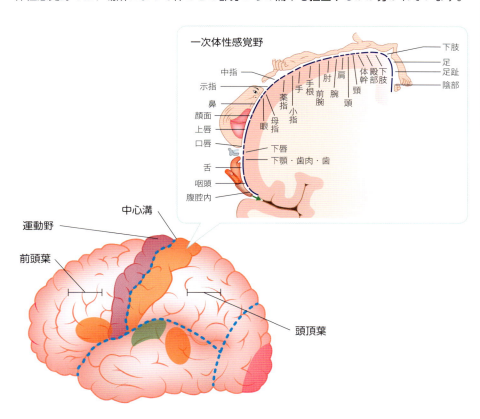

COLUMN

体性感覚野の分担を立体で表す

　体性感覚野の担当部位を示す図（上図）を立体にすると右のような人形ができます。この人形はホムンクルスと呼ばれ、アメリカ・カナダの脳神経外科医ペンフィールド氏が明らかにしたものです。ちなみに「ホムンクルス」は本来、ラテン語で「小さい人」という意味で、ヨーロッパの錬金術師がつくったという小さい人造人間やそれをつくる技術のことを指すこともあるそうです。

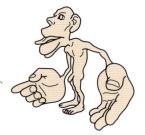

55

自律神経

痛みが起こるしくみ

POINT
- 自律神経は臓器の働きを無意識のうちに調節している。
- 常に交感神経と副交感神経が働いてバランスを取っている。
- 強い痛みを感じると交感神経が働く。

交感神経と副交感神経の働き

　全身の臓器の働きは、自律神経が無意識のうちに調節してくれています。暑いときに自然に顔が赤くなって汗が出るのは、体温を下げようとして自律神経が働くからです。自律神経には交感神経と副交感神経があり、原則として全身の臓器はその両方に支配されています。これを二重支配といいます。

　交感神経は、ストレスとなるものに遭遇したり、大喜びして興奮したり、急に強い痛みを感じたときなどに働き、体を緊張、興奮、戦闘状態にします。心拍数や血圧、血糖値を上げ、気管支を拡張し、瞳孔を広げ、消化器への血流を減らして骨格筋に血液を送ります。一方の副交感神経は、安心して落ち着いた気分のときに働き、体を安定、リラックス状態にします。心拍数や血圧は落ち着き、消化機能や排泄機能、生殖機能が活発になります。

　交感神経と副交感神経は、スイッチで切り替えられているのではなく、常に両方とも働いていて、状況に応じてどちらかが優位に働くようになっています。緊張したりストレスを感じて交感神経が優位になっても、すぐに頭を切り替えて副交感神経を優位にすることができれば、体の機能のバランスは保たれます。しかしストレスの原因が取り除かれず、交感神経が優位になった状態が続いてしまうと、やがて体が疲弊してしまいます。

　自律神経の中枢は視床下部にあります。視床下部は内分泌系の中枢でもあり、全身の臓器をコントロールして恒常性（ホメオスタシス）を維持する働きを担っています。

 試験に出る語句

交感神経
ストレスや急な痛みなどを感じると働く。ストレスなどに対し、闘争または逃走に備えて体を緊張、戦闘態勢にする。心拍数・血圧・血糖値上昇などの作用がある。

副交感神経
安心してリラックスしているときに働く。食事や排泄、生殖、休息をするために、消化機能や排泄機能などを活発にする。

キーワード

自律神経
自律とは、それが独自の判断で働くという意味。人の意思とは関係なく働くのが自律神経。

メモ

自律神経の出所と支配
交感神経は胸髄・腰髄から、副交感神経は脳幹と仙髄から出る。交感神経は交感神経幹か神経節で、副交感神経は臓器のそばでニューロンを乗り換えて臓器に届く（右ページ図参照）。

交感神経と副交感神経

自律神経系は交感神経と副交感神経からなります。交感神経は全身を活性化させ、副交感神経はリラックス状態にする働きを担っています。

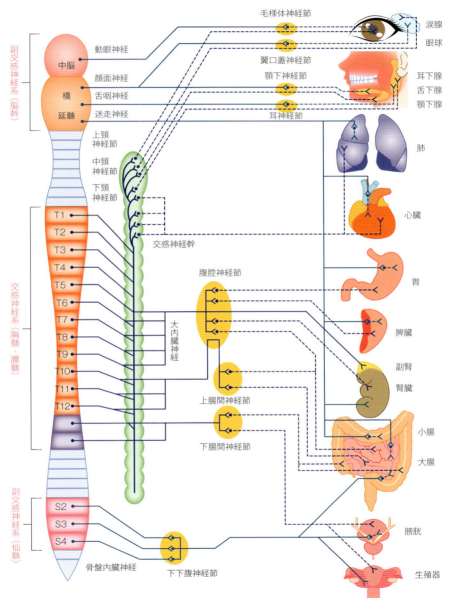

※点線は交感神経が交感神経幹か、それ以外の神経節でニューロンを乗り換えて各臓器へ届くことを表す。

侵害受容性疼痛が起こるしくみ

痛みが起こるしくみ

POINT
- 機械的刺激、化学的刺激、熱刺激が痛みの侵害刺激となる。
- 侵害刺激を感知する侵害受容器は自由神経終末が担う。
- 一次侵害受容ニューロンと二次侵害受容ニューロンが伝達する。

衝撃や化学物質、熱が痛みを引き起こす

ここまで神経系の全容を見てきました。そこでここからは「痛み」に注目し、それがどのように発生し、キャッチされ、伝わっていくのかを見ていくことにしましょう。

強い衝撃や刃物で切ったなど、何らかの刺激があって生じる痛みを**侵害受容性疼痛**（P.18参照）といいます。これは私たちにとって最も日常的な痛みです。

侵害受容性疼痛を引き起こす刺激を**侵害刺激**といい、**機械的刺激**、**化学的刺激**、**熱刺激**があります。機械的刺激とは、ぶつけた、切った、強く引き伸ばされたといった刺激のことです。化学的刺激には、強い酸やアルカリ、**カプサイシン**などによる外からの刺激と、体内で発生する**発痛物質**（P.62参照）などがあります。熱に関しては、15℃以下の冷却と43℃以上の温度が侵害刺激になります。

痛みの情報を伝えるニューロン

侵害刺激を感知するセンサーを**侵害受容器**といいます。侵害受容器は、皮膚など全身に分布する**自由神経終末**がその役割を担っています（P.60参照）。自由神経終末は侵害刺激を感知するとそれを電気的刺激に変換し、脊髄へと送ります。このように痛みの情報を末梢から脊髄まで伝えるニューロンを**一次侵害受容ニューロン**といいます。そして、脊髄に入った痛みの情報は脊髄にあるニューロンにバトンタッチされ、脊髄を上って脳へと届けられます。この脊髄から脳に痛みの情報を伝えるニューロンを**二次侵害受容ニューロン**といいます。

試験に出る語句

侵害刺激
痛みを起こす刺激のこと。機械的刺激、化学的刺激、熱刺激がある。

侵害受容器
痛みを生じるような刺激を感知するセンサー。自由神経終末がその役割を担う。

一次・二次侵害受容ニューロン
皮膚などの末梢から脊髄まで痛みの情報を伝えるのが一次侵害受容ニューロン、脊髄から脳（視床）まで痛みの情報を伝えるのが二次侵害受容ニューロン。

キーワード

カプサイシン
とうがらしの成分。侵害受容器はこれを感知することができる。つまり辛味は痛覚である。

メモ

自由神経終末≠侵害受容器
自由神経終末は痛みを感知する侵害受容器だが、触覚など痛み以外の感覚も伝達する働きを持つ。

侵害刺激と痛みを伝えるしくみ

衝撃を受けたり刃物で切ったりした際に、痛みを引き起こす原因となる刺激を侵害刺激といいます。侵害刺激は①機械的刺激、②化学的刺激、③熱刺激に分けられます。

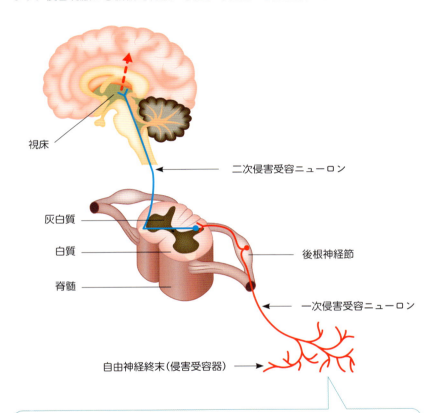

視床
二次侵害受容ニューロン
灰白質
白質
後根神経節
脊髄
一次侵害受容ニューロン
自由神経終末（侵害受容器）

侵害刺激の種類

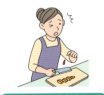
機械的刺激
刃物で切る、ものがぶつかる、強く引き伸ばされるなどの刺激

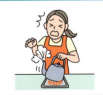
熱刺激
15℃以下の冷却、43℃以上の熱

化学的刺激
酸やアルカリ、カプサイシン、発痛物質などの化学物質

第2章 痛みが起こるしくみ　侵害受容性疼痛が起こるしくみ

痛みが起こるしくみ

侵害刺激を感知する侵害受容器

POINT
- 皮膚には高閾値機械受容器とポリモーダル受容器がある。
- 高閾値機械受容器は主に機械的刺激を感知して素早く伝える。
- ポリモーダル受容器は多様なセンサーを持っている。

2種類の侵害受容器

侵害受容器は、侵害刺激を感知し、それを電気的信号に変換する装置で、一次侵害受容ニューロン（P.58参照）の先端に備わっています。侵害受容器には主に高閾値機械受容器とポリモーダル受容器の2種類があり、それぞれ感知する刺激が違っています。

高閾値機械受容器は有髄線維のAδ線維が持つ受容器で、無髄線維のC線維にもこれを持つものがあります。この受容器は侵害刺激のうち機械的刺激と熱刺激に反応します。一方のポリモーダル受容器は、無髄線維のC線維が持つ受容器で、機械的刺激と熱刺激、さらにカプサイシンや、発痛物質のブラジキニン、発痛増強物質のプロスタグランジン、サイトカイン（すべてP.62参照）といった多様な化学的刺激を感知するため、たくさんの種類のセンサーが埋め込まれています。ポリモーダル（polymodal）とは「多様式の」という意味です。

筋肉や関節、内臓の侵害受容器

筋肉や関節の感覚を伝える神経はⅠ型からⅣ型に分ける分類が使われます。そのうちⅢ群の神経がAδ線維で、痛みを感知する働きを持っています。またⅣ群の神経がC線維でポリモーダル受容器を持っており、痛みを感知する侵害受容器としての役割を果たします。

内臓には、主にC線維の受容器があります。強い収縮や引き伸ばされるなどの機械的に反応するタイプのほか、炎症と関係するセンサーがあると考えられています。

試験に出る語句

高閾値機械受容器
Aδ線維と、一部のC線維が持つ。主に機械的刺激を感知するセンサー。熱刺激も感知する。

ポリモーダル受容器
ポリモーダルは「多様式の」という意味。機械的刺激、熱刺激のほか、多種多様な化学的刺激を感知する。C線維が持つ。

キーワード

Aδ線維・C線維
神経線維を髄鞘の有無や太さで分類したもののうち、痛みを伝える神経。Aδ線維は有髄線維で伝達速度が速い。C線維は無髄線維で伝達速度が遅い（P.46参照）。

発痛物質
組織が壊れるなどすると放出される化学物質。ブラジキニンなどがある（P.62参照）。

メモ

筋肉や関節の感覚神経
Ⅰ群からⅣ群に分ける「ロイドの分類」が使われる。そのうちⅢ群がAδ線維、Ⅳ群がC線維に該当する。Ⅰ群とⅡ群は筋肉や腱の伸び縮みなどを感知する装置（筋紡錘など）につながる線維。

侵害受容器の種類と役割

侵害受容器は、侵害刺激を感知して電気的信号に変換する装置のことで、主に高閾値機械受容器とポリモーダル受容器の2種類があります。

高閾値機械受容器

高閾値機械受容器は、主に機械的刺激を感知する。近年、熱刺激も感知することが分かってきた。Aδ線維が持つほか、一部のC線維も持つ。

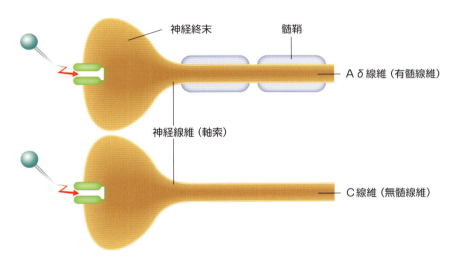

ポリモーダル受容器

ポリモーダルとは「多様式の」という意味。ポリモーダル受容器は、機械的刺激、熱刺激、発痛物質などの多くの化学的刺激を感知するセンサーを持つ。神経線維は伝達速度の遅いC線維である。

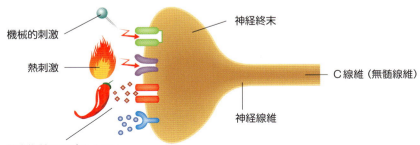

痛みが起こるしくみ

発痛物質と発痛増強物質

POINT
- 体の組織が壊れると発痛物質が放出されて痛みが生じる。
- 発痛物質にはブラジキニン、セロトニンなどがある。
- プロスタグランジンは発痛物質の働きを増強する。

組織が壊れると発痛物質が放出される

外傷や炎症などで体の組織が壊れたり、組織の血流が低下して酸欠状態に陥ると、そこから発痛物質が放出され、それを化学的刺激を感知する侵害受容器が感知すると痛みが生じます。発痛物質はいわば組織の悲鳴です。発痛物質には、体内で発生する内因性発痛物質だけでなく、カプサイシンなど体の外から刺激して痛みを起こす外因性発痛物質があります。さらにそれ自体に発痛作用はなく、発痛物質の働きを強める発痛増強物質もあります。

＜主な発痛物質・発痛増強物質と特徴＞

代表的な発痛物質は以下の通りです。

● **ブラジキニン**
血管の損傷をきっかけに、血漿中の物質が次々に反応を起こし、ブラジキニンができる。強力に痛みを起こす。

● **ヒスタミン**
アレルギーや炎症に関係する物質。低濃度ではかゆみを、高濃度で痛みを生じる。

● **セロトニン**
中枢では伝達物質として生体リズムなどにかかわるが、末梢では炎症時の痛みにかかわっている。

● **プロスタグランジン**
これ自体には発痛作用はない、ブラジキニンなどによる発痛作用を強める発痛増強物質。

● **サイトカイン**
免疫の細胞が放出する物質の総称。組織の損傷や炎症時に発痛物質や免疫細胞同士の情報伝達物質として働く。

 試験に出る語句

発痛物質
組織が壊れたり酸欠になると放出され、これを侵害受容器が感知すると痛みが起こる。ブラジキニンなどがある。カプサイシンなど外因性の発痛物質もある。

発痛増強物質
それ自体に発痛作用はなく、発痛物質を増強する。プロスタグランジンなどがある。

 キーワード

ヒスタミン
アレルギー反応で肥満細胞から放出され、鼻水、かゆみ、浮腫、気管支収縮などを起こすほか、血管拡張・血管透過性亢進作用がある。

 メモ

発痛物質のいろいろ
左記のほかに、K^+、H^+、アセチルコリン、ロイコトリエン、サブスタンスP、ATPなどがある。

発痛物質と発痛増強物質

外傷などにより体の組織が壊れると発痛物質が放出されて痛みを感じます。発痛物質にはブラジキニン、セロトニンなどがあります。

発痛物質・発痛増強物質とその作用

カプサイシンなどの外因性発痛物質や、組織の損傷や炎症、血流の減少による組織の酸素欠乏などによって放出される発痛物質が、侵害受容器を刺激して痛みが起こる。

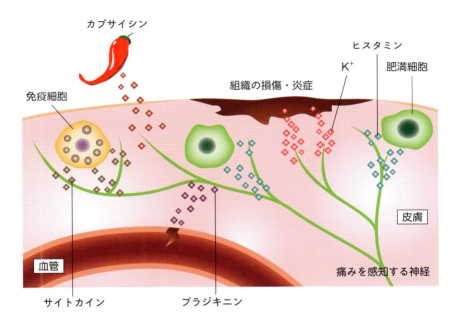

Athletics Column

けがからの復帰は痛みと相談しながら

アスリートがけがをした場合、いつごろトレーニングや競技に復帰できるか不安になるものです。けがの種類や程度、手術の有無などによって復帰までのプロセスは大きく変わるので、基本的な方針は主治医やトレーナーの指示に従いましょう。そのうえで日々のリハビリやトレーニングでは患部の痛みに注目することが大切です。自発痛や運動時痛がある場合は、組織の損傷や炎症、神経の損傷などが残っていることが考えられ、無理な運動は回復の妨げになります。痛みを生じないギリギリのレベルでのトレーニングを積み重ね、徐々に体力と自信をつけていくようにしましょう。

痛みの情報を中継する後根神経節

POINT
- 後根神経節には一次侵害受容ニューロンの細胞体がある。
- ニューロンの活動に必要な物質をつくり、代謝する。
- 椎骨や椎間板の変形で圧迫されやすい。

感覚ニューロンの細胞体が集まる後根神経節

　末梢から痛みの情報を中枢に伝える**感覚ニューロン（一次侵害受容ニューロン）**は、**細胞体**から出た**軸索**が左右に分かれる形をしていて（P.47参照）、末梢の方に伸ばした軸索の先には**侵害受容器**があり、もう一方の軸索の先は脊髄に入っています。ニューロンの細胞体は脊髄に入る手前の部分にあり、この少し膨らんだ部分を**後根神経節**といいます。神経節とは、中枢以外の場所でニューロンの細胞体が集まった場所という意味で、感覚神経の後根神経節以外には、交感神経が途中で乗り換えるニューロンの細胞体が集まる神経節などがあります。

　後根神経節の細胞体は**細胞核**がある部分であり、細胞の活動に必要な物質をつくる働きをしています。ニューロンも1つの細胞ですから、酸素を取り入れ、エネルギー源を燃焼させてエネルギーを取り出して活動し、老廃物を排出しています。また痛みの情報を伝達する**アミノ酸**や**ペプチド**などの化学物質や、侵害刺激の感知や細胞同士の情報伝達に必要な**イオンチャネル**、細胞の構成物、酵素などの**たんぱく質**をつくり、長い軸索を通して細胞の隅々に送り届けているのです。例えば神経線維が傷ついたときは、細胞体で軸索の補修に必要な物質をつくり、傷ついた場所に送り届けます。

　後根や後根神経節は上下の椎骨の**椎弓**でできる**椎間孔**を通っています。ここは狭いトンネル状になっていて、椎骨や椎間板がはみ出てくると容易に圧迫され、痛みやしびれなどを生じます。

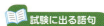 **試験に出る語句**

後根神経節
痛みの情報を感知して脊髄へ送る一次侵害受容ニューロンの細胞体が集まっている所。脊髄後根のすぐ外にある。

キーワード

ペプチド
アミノ酸がつながった物質。アミノ酸の数や組み合わせ、つながり方は物質によって異なる。

イオンチャネル
細胞膜にあり、さまざまなイオンを通すゲートのような構造。たんぱく質でできている。

 メモ

後根神経節を圧迫する病気
代表的なのは椎間板の髄核が飛び出す椎間板ヘルニア。椎骨が加齢で変形する変形性脊椎症も後根神経節を圧迫することがある。しびれや痛みが現れる。

後根神経節が痛みの情報を中継する

感覚ニューロンの軸索の、脊髄に入る手前の少し膨らんだ部分を「後根神経節」といいます。ここではニューロンの活動に必要な物質をつくったり、代謝したりします。

脊髄、脊椎と後根神経節の構造（頸部）

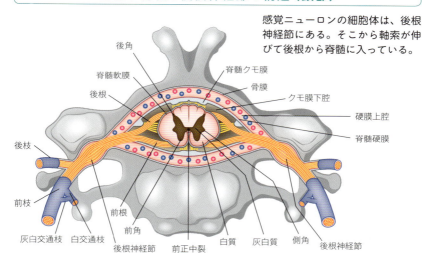

感覚ニューロンの細胞体は、後根神経節にある。そこから軸索が伸びて後根から脊髄に入っている。

脊髄神経は椎間孔を通っている

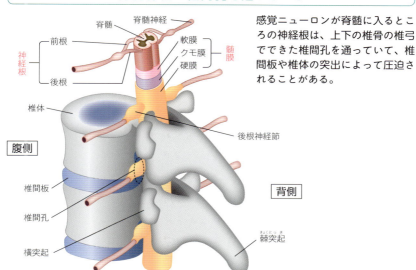

感覚ニューロンが脊髄に入るところの神経根は、上下の椎骨の椎弓でできた椎間孔を通っていて、椎間板や椎体の突出によって圧迫されることがある。

第2章 痛みが起こるしくみ　痛みの情報を中継する後根神経節

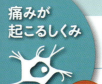

痛みが起こるしくみ

脊髄から脳に痛みが伝わるしくみ

POINT
- 二次侵害受容ニューロンが脊髄で痛みの情報を受け取る。
- 特異的侵害受容ニューロンと広作動域ニューロンがある。
- 視床は嗅覚以外の感覚の情報を集め脳の各部に送っている。

脊髄から視床まで

　一次侵害受容ニューロンが末梢で感知した痛みの情報は、後根から脊髄に入り、後角で次のニューロンに伝達されます。ここで情報を受け取るニューロンを二次侵害受容ニューロンといい、痛みの情報を大脳の中心に近いところにある視床まで届けています。

　二次侵害受容ニューロンには、特異的侵害受容ニューロンと広作動域ニューロンという2種類があります。特異的侵害受容ニューロンは強い機械的刺激だけに反応するニューロンで、痛みの刺激の場所をピンポイントで特定する働きがあると考えられています。また広作動域ニューロンは皮膚の担当エリアがやや広く、そのエリアの中心部では触れるなどの弱い刺激にも敏感に反応し、周辺部ほど強い刺激でないと反応しない（鈍感）という特徴を持っています。したがって広作動域ニューロンは、痛みの強弱を知る働きを持つと考えられます。

視床から大脳へ

　二次侵害受容ニューロンは、後角を出て左右反対側に渡り、痛みの情報専用の伝導路（P.52参照）を通って視床まで届けられます。視床は嗅覚以外の感覚の情報を脳のさまざまな場所に中継する働きをするところで、ここに入った痛みの情報はニューロンを乗り換え、大脳皮質の体性感覚野だけでなく、情動や本能行動を担当する大脳辺縁系（P.68参照）や人の意思をつかさどる前頭前野などへも届けられます。

試験に出る語句

二次侵害受容ニューロン
脊髄で一次侵害受容ニューロンから痛みの情報を受け取り、視床まで送るニューロン。特異的侵害受容ニューロンと広作動域ニューロンがある。

視床
左右の大脳半球に挟まれるように位置する神経核の集まり。嗅覚以外の感覚の情報を大脳皮質をはじめ脳のさまざまな場所へと中継する。

キーワード

痛みの情報専用の伝導路
主に脊髄視床路と呼ばれるルートを通る。脊髄視床路は脊髄外側の前側索と呼ばれるところを通っている。

メモ

前頭前野
前頭葉の部分で、ヒトの思考や意思決定、社会的行動、葛藤など高度な機能をつかさどっている。

痛みの情報を受け取るニューロン

脊髄で痛みの情報を受け取る二次侵害受容ニューロンには、特異的侵害受容ニューロンと広作動域ニューロンの2種類があります。

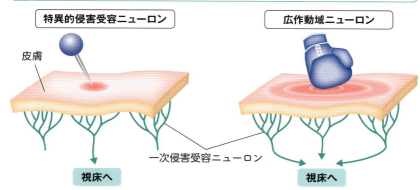

特異的侵害受容ニューロンは、強い刺激だけに反応する。
痛みの場所をピンポイントで特定するのが役割と考えられる。

広作動域ニューロンは、担当範囲がやや広く、周囲は強い刺激でないと反応せず（鈍感）、中心部は弱い刺激でも反応する（敏感）。刺激の強弱を感知するのが役割と考えられる。

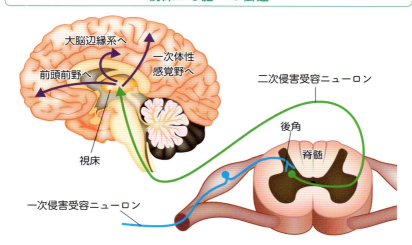

視床からは、体性感覚野だけでなく、前頭前野や大脳辺縁系などにも情報が送られる。

痛みが起こるしくみ

脳幹や大脳辺縁系と痛み

POINT
- 痛みの情報は延髄、橋、中脳からなる脳幹を通る。
- 脳幹網様体が脳全体に痛みへの備えを注意喚起する。
- 記憶や情動の中枢である大脳辺縁系にも痛みの情報が届く。

痛みの情報が視床の前に脳幹を通ると…

脊髄を上行した痛みの情報は、視床に入る手前で脳幹を通ります。脳幹は、脊髄の上に続く延髄、橋、中脳で構成される部分で、さまざまな神経の通り道になるほか、脳神経（P.44参照）の多くが出入りしています。脳幹は呼吸や循環、嚥下や嘔吐など生命維持活動の中枢であり、運動機能の調整にもかかわっています。

一般に神経系では、ニューロンの細胞体が集まっている灰白質と軸索がまとまって通っている白質が分かれていますが、脳幹の中心部にはその両者が混在している脳幹網様体と呼ばれる部分があります。脳幹網様体は大脳の広いエリアと神経線維で連絡していて、脳の覚醒レベルの調整にかかわっています。そして痛みの情報が脳幹網様体を通るとその情報が大脳全体へも投射され、「痛みの刺激が来たぞ！」と注意喚起が行なわれます。

痛みの情報は大脳辺縁系にも

痛みの情報が届けられる視床の外側に大脳辺縁系と呼ばれるエリアがあります。これは1つの構造を指すのではなく、記憶にかかわる海馬、情動の中枢である扁桃体、嗅覚の感知を担当する嗅球などを含んだ部分です。

痛みの情報は、上記の脳幹網様体や視床、大脳皮質から大脳辺縁系にも入り、その痛みを過去の記憶と照合するとともに記憶し、不快感や恐怖などの情動を引き起こします。さらにその情報は自律神経の中枢である視床下部にも送られ、交感神経が興奮します。

試験に出る語句

脳幹
脳の中心部分にあり、主に生命維持活動の中枢として働く。脊髄の上に続く延髄、橋、中脳からなる。

脳幹網様体
脳幹の中心部にあり、ニューロンの細胞体と軸索が分かれず混在しているところ。大脳全体を賦活化する（活発にする）。

大脳辺縁系
大脳皮質と間脳の間のエリアにある。海馬、帯状回、扁桃体、嗅球などの部分を含む。人の情動や本能的行動、記憶にかかわっている。

キーワード

情動
感情と、それに伴って起こる身体的な変化のこと。痛みは極めて不快な情動である。

メモ

大脳辺縁系が損傷すると
大脳辺縁系のある部分が損傷すると、痛みは感じる（体性感覚野は正常なので）のに、不快感を感じないといったことが起こる。

脳幹と大脳辺縁系と痛みの伝達

痛みの情報は、視床に入る手前で脳幹を通りますが、その情報が大脳全体へ投射されて痛みの刺激に備えます。そして、これらの情報は記憶や情動の中枢である大脳辺縁系に届けられます。

脳幹における痛みの伝達

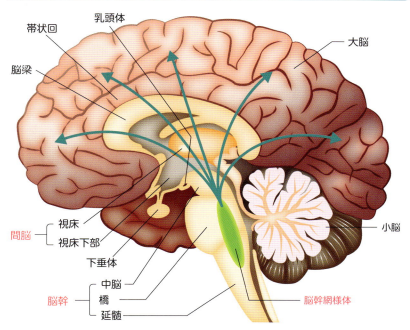

痛みの情報が脳幹を通過するとき、脳幹網様体から大脳全体へも投射される。

大脳辺縁系と痛みの情動や記憶

痛みの情報は大脳辺縁系にも届く。扁桃体は不快感などの情動を引き起こし、海馬は痛みの記憶を呼び起こしたり痛みを記憶したりする。また痛みによる情動や記憶の情報は視床下部にも届き、交感神経の興奮を引き起こす。

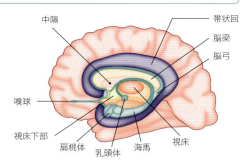

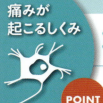

痛みが起こるしくみ

神経障害性疼痛

POINT
- 神経線維が圧迫された後、血流が再開すると痛みが起こる。
- 髄鞘が傷つくと神経の混線や自然発火が起こり痛む。
- 切れた神経線維の修復過程で過敏性や自然発火が起こる。

神経線維の圧迫や脱髄で痛みが起こる

神経線維が圧迫されたり傷ついたりしたことで起こる痛みを**神経障害性疼痛**といいます（P.20参照）。例えば、長く正座や腕枕をしていたら脚や腕がしびれて痛くなることがあります。これは神経やそこに血液を送る血管が圧迫されて酸素欠乏に陥った後、急に血流が再開されることで起こる痛みで一過性のものです。

何らかの原因で**有髄線維**の**髄鞘**が傷ついて剥がれてしまうことがあります。これを**脱髄**といいます。髄鞘は神経線維の**絶縁体**ですから、これが傷つくと隣を走る神経線維との間で混線が起こり、これが痛みを起こすことがあります。例えば、痛みの神経と触覚の神経が混線すると、ちょっと触っただけで痛いと感じてしまいます。

脱髄したところは修復されますが、修復中にも脱髄した部分に電気的信号が流れてきます。するとそこで電気的信号の流れに異常が起き、自然発火するようにして痛みが生じてしまうこともあります。

神経線維が切れて痛みが起こる

神経線維が切断されてしまった場合、末梢から伝わってくる痛みの情報は途中で途切れてしまい、痛みは感じないはずなのに、神経が切れたところやその周囲などで痛みを感じることがあります。これは、神経線維が修復される過程で、まだ髄鞘がついていないむき出しの線維が過敏になったり、自然発火して自ら信号を発してしまうためと考えられています。

試験に出る語句

神経障害性疼痛
神経そのものが圧迫されたり傷ついたりして起こる痛み。ジンジン、ビリビリする痛みと表現される。きちんとした治療をしないと治りにくい。

キーワード

髄鞘
シュワン細胞がニューロンの軸索にぐるぐる巻きついたもの。絶縁体なので、軸索を通る電気的信号は、髄鞘と髄鞘の間にあるすき間（ランビエ絞輪）を飛ぶように伝わる。

脱髄
軸索につく髄鞘が壊れてしまうこと。長時間の圧迫や損傷などによる。

メモ

触れただけでも痛む
優しくなでたり、衣服が触れるなどのごく弱い刺激でも痛みを感じてしまうことをアロディニア（P.84参照）という。

神経障害性疼痛が起こるしくみ

神経障害性疼痛とは、神経線維が圧迫されたり傷ついたりすることで起こる痛みのこと。有髄線維の髄鞘が傷つき脱髄することで発生します。

脱髄による電気的信号の混線

脱髄が起きたところへ、隣を走る神経からの電気的信号が流入してしまう。触覚の神経から痛みの神経に電気的信号が流れ込んでしまうと、何かに触れただけで痛みが起こる。

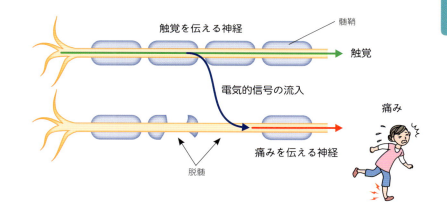

脱髄による自然発火

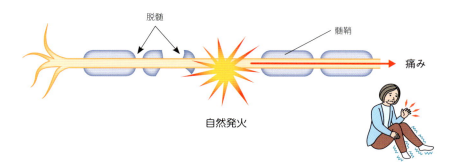

脱髄が起きたところで自然発火が起こり、何の刺激もないのに痛みが生じてしまう。

痛みが起こるしくみ

神経が切れるとどうなる？

POINT
- 脊髄が切れたり脳が傷ついた場合、再生は不可能。
- 末梢神経の神経線維は細胞体が無事なら再生される。
- 細胞体がつくった材料により、切れた断端から芽が出る。

末梢神経の神経繊維なら再生される

脊髄が切れてしまった場合、自然に修復されることはなく、現在のところ、切れた脊髄をつなげる治療法はありません。脊髄は、神経線維の束だけではなく、たくさんのニューロンの細胞体が集まったものなので、構造や役割が複雑で、縫ってつなげればよいというわけにはいかないのです。当然のことながら脳も同様です。脳卒中などで脳が傷つくとそこが元通りになることはありません。

一方末梢神経は、神経線維（軸索）が切れてしまっても、細胞体が生きていれば、なおかつ切れた部分が細胞体にあまり近くなければ、元通りに修復されます。

＜軸索が修復されるプロセス（有髄線維）＞

切れた軸索は次のようなプロセスで修復されます。
①細胞体がある方から切れて離れてしまった先の部分は変性し、白血球の仲間のマクロファージによって分解、処理されてなくなってしまう。
②細胞体がある方の断端も変性（逆行性変性）する。
③細胞体が修復に必要な材料をさかんにつくり出し、切れた断端の方に送る。
④切れて変性した部分の先から、新しい軸索になるための芽が出る。これを側芽という。
⑤その一方で生き残ったシュワン細胞が盛んに分裂し、髄鞘の構造をつくり、もともと軸索があった場所に整然と並んでトンネルをつくる。
⑥発芽した側芽がシュワン細胞によるトンネルをガイドにして伸びていき、新しい神経線維ができる。

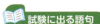
試験に出る語句

有髄線維
軸索の周りにシュワン細胞がぐるぐる巻きついてできた髄鞘が取り巻いている。電気的信号の伝達速度が速い。

キーワード

マクロファージ
白血球の一種で、侵入する微生物や壊れた組織などをパクパク食べて処理する。どんどん食べることを貪食ということから貪食細胞とも呼ばれる。

メモ

切れた脊髄をつなぐ研究
重い感覚障害と運動障害の後遺症が残る脊髄損傷を治す研究が進められている。特に近年はiPS細胞による治療が注目されている。

神経の修復

脊髄や脳が傷ついた場合、修復されることはありません。一方で、末梢神経は神経線維（軸索）が切れてしまっても、条件が整えば、修復可能です。

切れた脊髄はつながらない

脊髄が断裂した場合、自然につながることはない。現在のところ、切れた脊髄をつなぐ治療はない。

脊髄の断裂

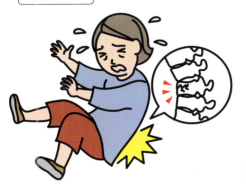

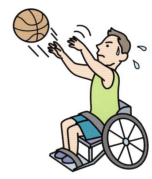

脊髄が断裂した場所によって感覚・運動の障害が残る。

神経が修復されるプロセス

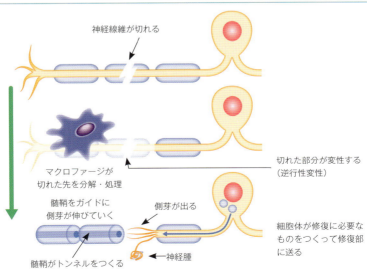

神経線維が切れる

マクロファージが切れた先を分解・処理

切れた部分が変性する（逆行性変性）

髄鞘をガイドに側芽が伸びていく

側芽が出る

髄鞘がトンネルをつくる

神経腫

細胞体が修復に必要なものをつくって修復部に送る

交感神経が関係する痛み

痛みが起こるしくみ

POINT
- 急性痛では交感神経が心拍数上昇などの反応を起こす。
- 慢性痛では交感神経の興奮で痛みが増強することがある。
- 痛みの神経が交感神経の興奮に反応してしまい痛みが出る。

急性痛に対する交感神経の興奮

急性痛が起きたとき、痛みの情報は自律神経の中枢にも届き（P.68参照）、交感神経が興奮して緊急反応と呼ばれる症状が現れます。緊急反応とは、血管の収縮、心拍数や呼吸数の増加、血圧上昇、筋肉の緊張の亢進、手や額の発汗などの症状のことです。痛みに対して交感神経が興奮するのは、痛みやその原因となる刺激が生体にとって危機やストレスであり、それに対して闘争または逃走するため体を準備する必要があるからです。

この痛みに対する交感神経の興奮は、痛みの悪循環と慢性化にかかわっているといわれています（P.82参照）。

慢性痛と交感神経の関係

慢性痛の中には、交感神経が興奮すると痛みが強くなったり、交感神経のブロック治療によって痛みが軽減したりするタイプの痛みがあることが知られています。これを交感神経依存性疼痛といいます。この痛みについては、まだ全貌が明らかになっているわけではありません。

損傷した神経線維を修復するプロセス（P.72参照）で、交感神経の興奮で痛みを感じるようになることがあります。通常痛みの神経は、交感神経節後ニューロンが放出する神経伝達物質のノルアドレナリンに反応する受容体は持っていませんが、新しい軸索になるために出てくる側芽や神経腫と呼ばれるものに、ノルアドレナリンに反応する受容体ができてしまうことがあるのです。この現象は交感神経と痛覚線維のクロストークと呼ばれています。

試験に出る語句

交感神経
全身の臓器の機能を自律的に調節する自律神経のうち、体を活動的、闘争的に整える神経。呼吸数や心拍数の増加、血圧上昇などを起こす。

ノルアドレナリン
交感神経節後ニューロンの末端から放出される神経伝達物質。節後ニューロンとは、神経節でニューロンを乗り換えた後、各臓器に分布するニューロンのこと。

キーワード

神経腫
損傷した神経線維が修復される過程でうまくいかず、損傷した所から出た側芽と、髄鞘をつくるシュワン細胞や周囲の結合組織が塊をつくってしまうもの。

メモ

交感神経依存性疼痛
交感神経がその状態の成立や痛みの増強にかかわっていると考えられるものの総称。P.226の複合性局所疼痛症候群もその一例とされる。

交感神経と痛み

痛みに対して交感神経が興奮するのは、生体にとって危機やストレスの原因となる刺激に対し、体を準備する必要があるためです。

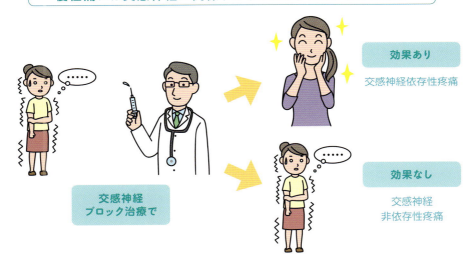

慢性痛には交感神経が関係するものとそうでないものがある

交感神経ブロック治療で

効果あり
交感神経依存性疼痛

効果なし
交感神経非依存性疼痛

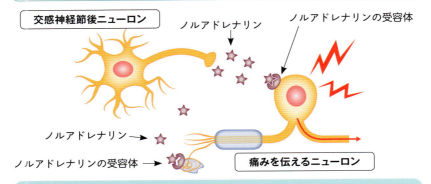

交感神経と痛覚線維のクロストーク

交感神経節後ニューロン
ノルアドレナリン
ノルアドレナリンの受容体
ノルアドレナリン
ノルアドレナリンの受容体
痛みを伝えるニューロン

痛みを伝えるニューロンの修復の過程で神経腫や細胞体に、交感神経節後ニューロンから放出されるノルアドレナリンの受容体（通常は持っていない）ができてしまう。その結果、交感神経の興奮を痛みの神経が受け取ってしまい、痛みが起こると考えられる。

痛みが起こるしくみ

関連痛が起こるメカニズム

POINT
- 痛みの本体とは違う所で感じる痛みを関連痛という。
- 内臓の痛みと皮膚の痛みの情報が合流するため混線する。
- 関連痛にはパターンがあるため病気の診断に役立つ。

内臓と皮膚の痛みが脊髄で一緒になるから

痛みが起きている場所から離れた場所で感じる痛みを**関連痛**といいます（P.30参照）。例えば**心筋梗塞**のときに胸痛と同時に感じる**顎の痛み**が関連痛です。**内臓痛**に伴ってどこかの皮膚に痛みを感じるものが多く、病気によって特徴的な関連痛が現れることから、病気の診断にも役立てられています。

このような関連痛は神経を流れる電気的信号が混線することで起こると考えられています。内臓の痛みの情報と皮膚の痛みの情報は、末梢から別々のニューロンによって伝えられてきますが、後根から脊髄に入ると同じ**二次侵害受容ニューロン**に受け渡されます（**収束する**）。そのため内臓から痛みの情報が送られてくると、皮膚の方には痛みを起こすような異常は何もないのに、痛いと勘違いしてしまうのです。この説を**収束投射説**といいます。

しかし、皮膚が痛いときに内臓に関連痛が出るという逆のパターンは見られません。通常私たちが感じる痛みの多くが皮膚の痛みで、脳もそれが普通だと思っているため、皮膚の痛みは誤解しにくいのだと考えられています。

同じニューロンが感知するという説

別の説として、皮膚の痛みを感じる一次侵害受容ニューロン自体が枝分かれしていて、皮膚と内臓などの深部組織の感覚を一緒に感知するため、情報が混線して関連痛が起こるとするものもあります。さらにそれだけでは説明できない関連痛もあり、全容は分かっていません。

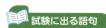
試験に出る語句

関連痛
患部とは別の所に痛みを感じるもの。内臓痛に対して皮膚が痛む関連痛が代表的。

キーワード

収束投射説
皮膚からの痛みの情報と、内臓からの痛みの情報が、同一の二次侵害受容ニューロンに伝達されるため、情報が混線して関連痛が起こるとする説。

メモ

説明不可能な関連痛
虫垂炎のときに感じる胃の辺りの痛みや、筋肉に起こる関連痛などは、収束投射説だけでは説明できない。

関連痛はなぜ起こるのか

痛みが起きている場所とは違う所で感じる痛みを「関連痛」といいます。関連痛は神経を流れる電気的信号が混線することで起こると考えられています。

収束投射説

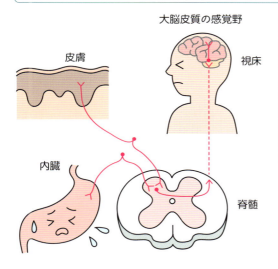

内臓の痛みの情報と皮膚の痛みの情報は、脊髄に入ると同じ二次侵害受容ニューロンに収束する。そのため情報に混線が起き、異常がない皮膚にも痛みを感じるという説。
※関連痛の例はP.30を参照。

ニューロンの枝分かれによるとする説

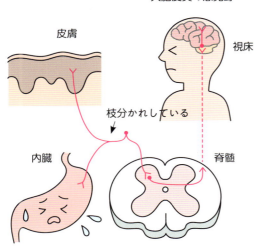

一次侵害受容ニューロンが枝分かれしていて、皮膚の痛みも内臓の痛みも一緒に伝えているため、情報の混線が起きるという説がある。

第2章 痛みが起こるしくみ / 関連痛が起こるメカニズム

77

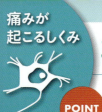

痛みのトリガーポイントとは

POINT
- 凝った筋肉上の発痛点をトリガーポイントという。
- しこり状に触れて圧迫すると局所の痛みや関連痛を生じる。
- トリガーポイントへの指圧や注射などで痛みを緩和できる。

凝った筋肉にある発痛点

トリガーは引き金という意味です。トリガーポイントとは、筋肉の痛みに関連し、指で押すとその部位や離れた場所に響くような強い痛みを生じる点のことで、発痛点ともいいます。例えばひどい肩凝りがあるとき、肩や背中に指で押すとひどく痛む点が見つかります。その点はしこり（硬結）のような所にあったり、ピンと張ったひも状の硬い所（索状結節）の上にあったりします。これがトリガーポイントです。そこを押すとその場所だけでなく、離れた場所にも響くような痛み（関連痛）を感じます。

トリガーポイントを見つけ、その部分を指圧などでもみほぐしたり、鎮痛薬の注射を行なうことで、筋肉の凝りや痛みを改善できるといわれています。

なぜトリガーポイントができるのか

トリガーポイントができる原因は、同じ姿勢を続けることによる筋肉の緊張や、筋肉の使い過ぎによる筋肉や筋膜の微細な損傷などと考えられています。筋肉が損傷して痛むうえ、筋肉の緊張で血流が低下し、発痛物質が放出されて痛みが起こります。そしてその痛みが筋肉の緊張を招き、痛みを生むという悪循環に陥ります。その状態がいつまでも改善されないと、筋線維が攣縮（けいれんして縮まる）し、局所の血流の悪化で老廃物の排出ができなくなり、その結果トリガーポイントができると説明されています。しかしながら、トリガーポイントができるメカニズムについてはまだ明確になっていません。

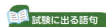

トリガーポイント
筋肉の痛みに関連して、押すとその部位や離れた場所に痛みを生じる発痛点。

硬結
硬くしこりができていること。トリガーポイントはしこりのように触れることができるとされる。

索状結節
索状はひも状の、結節は硬いしこりの意味。筋肉の攣縮で索状結節ができ、その上にトリガーポイントが見つかる。

トリガーポイントはツボか
トリガーポイントは、いわゆるツボと一致する場所もあるが全く違う場所のこともあるといわれ、別のものとされている。

トリガーポイントの発生と原因

トリガーポイントとは、凝った筋肉の痛みに関連して、押すとその部位や離れた場所に痛みを生じる点（発痛点）のこと。うまく活用すれば筋肉の凝りや痛みを改善できる場合があります。

トリガーポイントとは

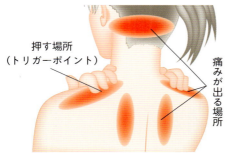

指で押すとその部位や離れた場所に痛みを生じる点をトリガーポイントという。

トリガーポイントの例（斜角筋）

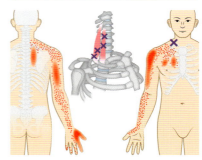

背中や上肢に痛みがあるとき、その痛みの元になるトリガーポイントは頸部の斜角筋にあるという例。×マークの部分を押すとその部位にも強い痛みが生じるとともに、図の赤いエリアに関連痛を感じる。

トリガーポイントができる原因

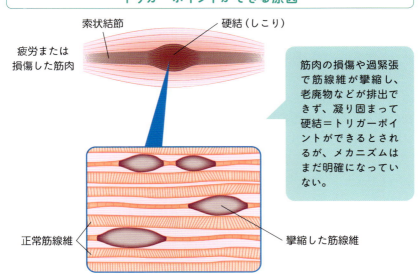

筋肉の損傷や過緊張で筋線維が攣縮し、老廃物などが排出できず、凝り固まって硬結＝トリガーポイントができるとされるが、メカニズムはまだ明確になっていない。

痛みが起こるしくみ

失った四肢が痛む幻肢痛

POINT
- 失った四肢の感覚があると感じるものを幻肢という。
- 幻肢に感じる痛みが幻肢痛で、患者の半数以上が経験する。
- 幻肢痛は神経障害性疼痛の一つで原因には諸説ある。

失った四肢の感覚や痛みを感じる

　外傷や病気で四肢の切断を余儀なくされた人が、失った腕や脚がある、腕などに感覚があるということがあります。これを幻肢といい、痛みを訴えるものを幻肢痛といいます。幻肢痛を訴える人は思いのほか多く、切断を受けた人の半数以上が経験するといわれています。失った四肢の感覚（幻肢）は時間とともに短縮していき、やがて消えることも多く、この現象をテレスコーピング（望遠鏡が縮むように短縮していくことから）といいます。

　なくなった四肢に感じる幻肢痛は神経障害性疼痛（P.70参照）です。そのメカニズムは主に下記の3つの説で説明されていますが、明確なことは分かっていません。

＜幻肢痛が起こるメカニズムの説＞

　3つの説の概要は以下の通りです。

● **末梢神経の異常によって起こるとする説**

　切断された末梢神経が自ら修復しようとして側芽を出し、それが神経腫となって（P.74参照）異常な発火を起こして痛むとされる。

● **脊髄の異常によって起こるとする説**

　失った四肢からの感覚の情報が正常に届かなくなったことにより、脊髄のニューロンに異常な興奮が生じて痛みを起こすとされる。

● **脳の異常によって起こるとする説**

　大脳の回路が再構築され、失った腕の感覚を担当していた部位が、新たに例えば頬の感覚を担当するようになる。すると頬を刺激すると幻肢痛が起こるとされる。

 試験に出る語句

幻肢痛
切断した四肢が痛むと訴えること。切断患者の半数以上が経験するといわれる。

 キーワード

神経障害性疼痛
神経が傷ついたことで生じる痛み。原因となった外傷や病気が治ったのに痛む。慢性痛である。

 メモ

幻肢痛に対する鏡療法
鏡に健肢を映し、それを見て失った四肢をコントロールできるようにする治療法で、幻肢痛にも有効なことがある（右ページ参照）。

幻肢痛のしくみと治療

四肢を切断した後、失った部分があると感じたり、そこに何らかの感覚があると感じることを幻肢といいます。そのうち痛みを感じるものが幻肢痛で、切断患者の半数以上が感じるとされ、多くは激痛を伴います。

幻肢痛とは

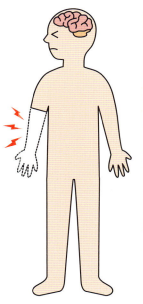

● 幻肢痛の特徴

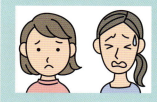

個人差が大きい。ひどく痛む人とそうでもない人がいる

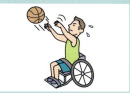

気持ちが痛みを左右することがある

四肢を切断した後、失った部分があると感じたり、そこに何らかの感覚があると感じることを幻肢という。そのうち痛みを感じるものが幻肢痛で、切断患者の半数以上が経験するとされる。痛みは激痛であることが多い。

幻肢に対する鏡療法

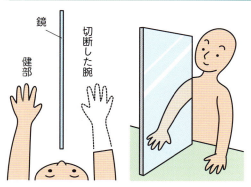

右手を切断した場合、鏡を左手が映るように体の正中に置く。鏡を覗き込むと、鏡に映った左手が右手のように見える。このようにして動きや感覚を学習すると、幻肢痛が改善する場合がある。

第2章 痛みが起こるしくみ

失った四肢が痛む幻肢痛

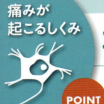

痛みが起こるしくみ

痛みの悪循環と慢性化

POINT
- 痛みの刺激が繰り返されると痛みの悪循環に陥る。
- 痛みによる血管収縮と筋緊張がさらに発痛物質を放出させる。
- 痛みを伝える神経が可塑化し、過敏化・慢性化を招く。

痛みの悪循環に陥ると慢性化する

痛みが激しかったり、治療がうまくいかないなどの問題があると、痛みの悪化や慢性化を招くことがあります。

痛みが生じるとまず**交感神経**が興奮し、**血管の収縮**、呼吸数や心拍数の増加、血圧上昇などの緊急反応が起こり、痛みに身構えるようにして**筋肉が緊張**します。すると血管の収縮と筋肉の緊張によって局所の血流が低下し、組織が**酸素不足**になって**発痛物質**（P.62参照）が放出され、痛みが生じます。痛みが生じると、また交感神経の興奮や筋肉の緊張が起こり、血流低下によって発痛物質が放出されて痛みが生じるという**悪循環**に陥ってしまいます。さらに痛みに伴う**ストレス**や**不安**などの心理的な要因が重なると、痛みが増幅されたり、長引くことになります。したがって痛みは、できるだけ早く的確に取り除く必要があるのです。

神経自体の変化が慢性化と過敏化をもたらす

痛みが長引くと神経自体にも変化が起こります。神経には、刺激が繰り返し入力されるとそれを学習し、その刺激に対してより敏感に反応できるように変化するという特徴があります。このような変化を**可塑化**といいます。この可塑化は痛みを伝える神経にも起こります。痛みの刺激が繰り返し入力されてくると、痛みの感知とその伝達にかかわるニューロンに可塑化が起こり、痛みの刺激に対して過敏（P.84参照）になります。そして軽い刺激でも痛みが生じるようになり、痛みの慢性化を招いてしまいます。

試験に出る語句

痛みの悪循環
痛みによる血管収縮や筋緊張が発痛物質の放出を引き起こして、痛みを起こし、その痛みが血管収縮と筋緊張を招くという悪循環。どこかで断たないと痛みが慢性化する可能性がある。

キーワード

可塑化
もともとは物理学の用語。ある物体に力を加えて変形させたとき、力が強かったり負荷が長かったりして物体の変形が元に戻らなくなること。

メモ

痛みは我慢してはいけない
40ページで解説したように、痛みは我慢すべきではない。神経が可塑化してしまうと治りにくくなる。

痛みの悪循環

痛みが強かったり長引いたりすると、痛みの悪循環に陥って慢性化することがあります。できるだけ早く悪循環を断ち切ることが大切です。

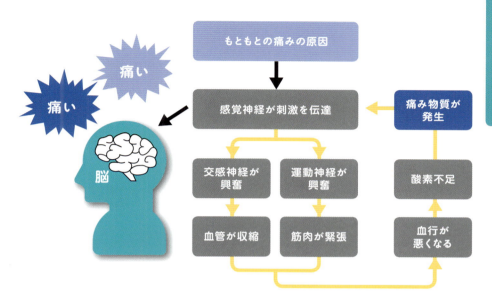

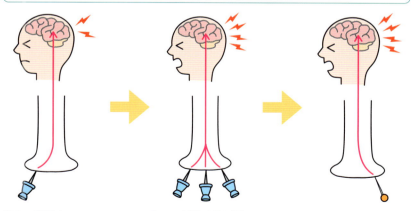

痛みの刺激をニューロンが感知し、脳に情報を送る。

痛みの刺激が繰り返されたり、長く続く。

ニューロンが可塑化し、刺激に敏感になり、少しの刺激で痛みを感じたり慢性化する。

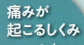

痛みが起こるしくみ

痛みの刺激が続くと過敏になる

POINT
- 痛覚過敏は軽い痛みの刺激を強い痛みと感じるもの。
- アロディニアは衣服が触れるなどの刺激を痛みと感じるもの。
- 静的アロディニアと動的アロディニアに分けられる。

アロディニアと痛覚過敏は区別される

痛みが慢性化してくると、ごく軽い痛みの刺激が激痛に感じられたり、通常は痛いと感じるはずがないような刺激を激しい痛みと感じるようになることがあります。前者を**痛覚過敏**、後者を**アロディニア**といいます。

痛覚過敏は、痛みの原因となる刺激が確かにあり、それを刺激の程度に不釣り合いなほど強い痛みと感じてしまうものです。例えばふざけて軽くつねっただけなのに、飛び上がるほど痛いと反応したりします。痛覚過敏は、前項で解説した神経の可塑化も要因になっています。

静的アロディニアと動的アロディニア

アロディニアは、衣服がこすれたり、髪の毛が触れただけで痛みを感じてしまうもので、**静的アロディニア**と**動的アロディニア**に分けられます。

静的アロディニアは、軽く指で押すといった刺激で痛みを感じてしまうもののことです。これは、皮膚感覚を伝える神経のうち触覚や圧覚を伝える**Aβ神経**（P.46参照）が関与する痛みです。Aβ線維が、正常なら触覚・圧覚として伝えるべき刺激をなぜか痛みと伝えてしまうのです。

動的アロディニアは、なでる、こするといった刺激で痛みを感じるものです。痛みを伝える**Aδ線維**と**C線維**の**閾値**（P.86参照。このレベルを超えると痛みを感じるという値）が下がり、軽い刺激を痛みと感じてしまうのです。

アロディニアがどのようにして起こるのかは、まだはっきりしていません。

 試験に出る語句

痛覚過敏
ごく軽い痛みの刺激でも強い痛みと感じるもの。

アロディニア
本来は痛みと感じるはずがない刺激を痛みと感じてしまうもの。

 キーワード

Aβ線維
有髄線維で、触覚・圧覚を伝達する。やや太い線維である（P.46参照）。

Aδ線維
有髄線維で、痛みの伝達速度が速い。有髄線維の中では細い方の線維（P.46参照）。

C線維
無髄線維で、痛みの伝達速度が遅い（P.46参照）。

 メモ

アロディニアの原因
末梢神経の問題によるアロディニアと、中枢神経の問題によるアロディニアがあると考えられている。

アロディニアの日本語訳
アロディニアは日本語で異痛症と訳されることがあるが、正確ではないとしてそのままアロディニアと呼ばれている。

痛覚過敏とアロディニア

ごく軽い痛みの刺激でも強い痛みと感じてしまうものを痛覚過敏、本来なら痛みを感じないような刺激で痛みを感じるものをアロディニアといいます。

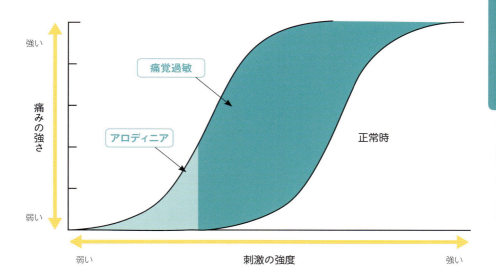

第2章 痛みが起こるしくみ　痛みの刺激が続くと過敏になる

痛覚過敏とアロディニア（静的アロディニア、動的アロディニア）の症状

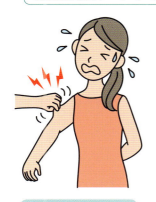

痛覚過敏

軽くつねるなどの刺激を激痛に感じる。

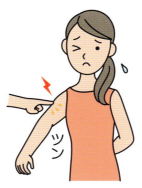

静的アロディニア

指で触れる、軽く圧迫するといった刺激を痛みと感じる。

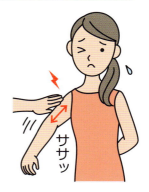

動的アロディニア

なでる、さするといった刺激を痛みと感じる。

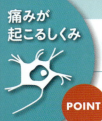

痛みが起こるしくみ

痛みを左右するもの① 閾値

POINT
- 刺激が「この強さを超えると痛みを感じる」レベルを閾値という。
- 痛みの閾値が下がると、弱い刺激でも痛みを感じてしまう。
- 痛みの治療や心身のリラックスを図ると閾値が上がる。

閾値が低いと痛みを感じやすい

刺激が「この強さを超えると痛みを感じる」というレベルを閾値といいます。閾値はハードルのようなもので、閾値が高ければ刺激がかなり強くならないと痛みを感じず、閾値が低ければ少しの刺激でも痛みを感じてしまいます。

痛みに関する閾値には、痛みを感じるかどうかの疼痛閾値と、どのくらいの痛みまで耐えられるかの耐痛閾値があります。疼痛閾値には個人差があまりなく、誰でも大体似たような強さの刺激を痛みと感じます。一方の耐痛閾値には個人差が大きく、また同じ人でもそのときの体調や気分などで変化します。

痛みの閾値を左右する要因

閾値を下げて痛みを感じやすくしてしまう要因には、痛覚過敏やアロディニア（P.84参照）、外傷や病気、過去のひどい痛みの体験などがあります。ストレスや不安、悲しみ、孤独感、抑うつなどの心理的要因も閾値を下げます。社会的地位の喪失や経済的問題などの社会的要因、自分自身の存在意義の喪失などのスピリチュアルな問題も閾値を下げてしまいます。

閾値を上げる対策には、痛みだけでなく吐き気などの不快な症状に対する的確な治療や、心理療法やカウンセリング、十分な休息、マッサージなどがあります。また好きな音楽や香りなどで心身のリラックスを図ったり、趣味や創作活動、運動などに熱中したり、いろいろな人と交流してポジティブに過ごすのも効果的です。

試験に出る語句

閾値
あるレベルを超えると反応が起こり、それ以下では反応が起こらない境界の値。痛みに関しては、これ以上の強さになると痛みを感じるというレベル。

キーワード

スピリチュアル
「魂」などと訳されるが、日本語には適切な言葉がない。オカルト的な意味ではなく、生きることの価値、自分の存在意義などのこと（P.38参照）。

メモ

高齢者や男性は痛みの閾値が高い
一般に、高齢者や男性は、痛みは我慢するべきものと思う傾向があり、痛みの閾値が高い。また日本人は一般に痛みの閾値が高い傾向がある。

閾値とは

ある刺激が、この強さを超えると痛みに感じるようになる、そのレベルを閾値といいます。個人差のあまりない疼痛閾値と個人差の大きい耐痛閾値があります。

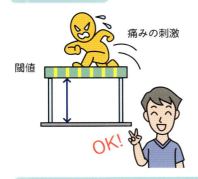

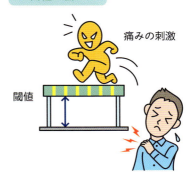

閾値とはハードルのようなもの。閾値が高ければ痛みの刺激は乗り越えてこられない（痛みを感じない）が、閾値が低いと痛みの刺激が簡単に乗り越えて襲ってくる。

閾値を下げる要因・上げる要因

閾値を下げる要因

痛覚過敏やアロディニア

ストレスや不安、孤独感、抑うつなど

社会的地位の喪失、経済的問題

存在意義の喪失などスピリチュアルな問題

閾値を上げる要因

的確な治療、心理療法やカウンセリングなど

リラックス、スポーツ、趣味、人との交流など

87

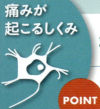

痛みが起こるしくみ

痛みを左右するもの② 温度

POINT
- 冷却すると神経の伝達速度が遅くなって痛みが鈍くなる。
- 急性痛や炎症で痛むときは冷却すると痛みが緩和される。
- 慢性痛の場合は局所や全身を温めると鎮痛効果が期待できる。

冷やすと痛みはどうなるのか

　冷刺激は痛みを起こす**侵害刺激**（P.58参照）の１つなので、局所を冷やすと初めは痛みを感じます。しかし、温度が下がると神経の**伝達速度**が遅くなるため、局所が冷えてくると痛みの感じ方が鈍くなります。また、冷却には血管を収縮し**炎症**を抑える効果があるので、結果的に痛みの軽減につながります。さらに、**凍傷予防**のために冷却をやめると、今度は冷えた局所の温度を上げるべく血管が拡張し、血流が促進されます。その結果、局所で放出された**発痛物質**が洗い流され、痛みが緩和されます。

　一般に冷却した方がよい痛みは、捻挫や打撲などの外傷を負った直後の**急性痛**や、患部が炎症を起こして熱を持ち腫れているときなどです。

温めると痛みはどうなるのか

　局所を温めると、その部分の皮下の血流が促進されて発痛物質が洗い流され、筋肉の緊張が和らぐので、痛みの悪循環（P.82参照）を断ち切るのに効果的です。

　温めた方がよい痛みは、**慢性の腰痛**、急性期でない関節痛、時間が経過して**自発痛**や腫れが引いた捻挫や打撲、**関節リウマチ**や**変形性関節症**、いわゆる五十肩などです。また、**慢性痛**全般や**心因性疼痛**の場合は、局所を温めるだけでなく入浴などで全身を温めると、心身のリラックス効果が得られて痛みの緩和につながります。

　冷やすか温めるか判断に迷うときは、入浴するなどして痛みが緩和するか確認してみるとよいでしょう。

試験に出る語句

冷やす
局所をアイスパックなどで冷やすことを冷罨法という。血管の収縮、炎症の抑制、痛みの緩和などの効果がある。

温める
局所をホットパックなどで温めることを温罨法という。血管の拡張、筋肉の緊張緩和などの効果がある。

キーワード

自発痛
じっとしていても痛むこと（P.36参照）。それに対して動かすと痛い、押すと痛いなど、刺激すると痛むものを誘発痛という。

メモ

凍傷予防
急性痛に対して氷などで冷やす場合、冷やし過ぎによる凍傷を予防するため、15～20分ほど冷やして痛みが鈍くなったら一度冷やすのをやめること。痛みが再発したらまた冷やす。

温度が痛みに与える影響

温度も痛みに影響します。冷やすことで神経の伝達速度が鈍り、痛みが緩和される場合と、温めることで筋肉の緊張を和らげ、鎮痛効果が期待できる場合があります。

冷やすと痛みはどうなるか

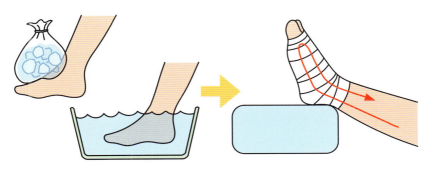

冷やすと…
冷やすと、初めは冷刺激の痛みを感じるが、徐々に痛みが鈍くなる。炎症を抑える。

冷やすのを一時やめると…
凍傷防止のため冷やすのをやめると、冷えた部分を温めるため血流が盛んになり、発痛物質が洗い流される。

温めると痛みはどうなるか

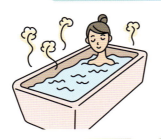

温めると痛みはどうなるか
温めると、局所の血流が促進され、発痛物質が洗い流される。入浴などで全身を温めると、リラックス効果が得られ、痛みが緩和される。

温めるとよい痛み（慢性痛）

冷やすとよい痛み（急性痛）

第2章 痛みが起こるしくみ
痛みを左右するもの② 温度

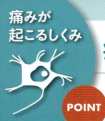

痛みが起こるしくみ

痛みを左右するもの③ 心理的要因

POINT
- 不安やストレスが痛みの悪循環を招き、痛みを増幅する。
- 過去の痛みのつらい経験は痛みを増幅することがある。
- 興奮したり集中したりすると痛みが紛れることがある。

ネガティブな心理状態は痛みを増幅する

ストレスや不安、恐怖などネガティブな心理状態は痛みを増強させてしまうことがあります。痛みに対する閾値を下げ、少しの刺激を痛みと感じてしまいます。また不安や緊張感で体を硬くすると筋肉への血流が低下し、酸欠状態になった組織から発痛物質が放出されて痛みが出たり、その痛みのためにまた体を硬くするという悪循環（P.82参照）が成立しやすくなります。

過去の痛みの経験は痛みに対する過敏性を高めます。痛みの情報は大脳に届けられる過程で過去の記憶と照合され、痛みに対する情動や行動を起こすための情報として利用されます。過去にひどい痛みを経験していたり、痛みで家事や仕事などに影響した記憶があると、「またあのような痛みに苦しむのではないか」という不安が生じ、痛みが増幅されてしまいます。

痛みが紛れてしまうこともある

スポーツの試合で骨折したのに、試合中は痛みを感じなかったというケースがあります。これは試合で興奮し、交感神経から放出されるノルアドレナリンが、二次侵害受容ニューロンへの痛みの伝達を抑制するためです。

また、趣味や家事、仕事などに集中していると痛みが紛れることがあります。何かに対して意欲が増して集中しているときは痛みの閾値が上がるからです。痛みが軽度で急性期でなければ、積極的に好きなことに打ち込んでみるのも痛みの緩和に効果的です。

試験に出る語句

ノルアドレナリン
交感神経の節後ニューロンの末端から放出される神経伝達物質。痛みの情報が一次侵害受容ニューロンから二次侵害受容ニューロンに伝達されるのを抑制し、痛みを抑える作用がある。

キーワード

閾値が上がる
痛みの閾値が上がると、強い刺激でないと痛みを感じなくなる。

メモ

心因性疼痛
心因性疼痛は、一般に外傷や病気がないのに痛みがあるものを指す。

心理的要因による痛み

不安や恐怖、ストレスなどが痛みの悪循環を招く場合があります。逆に、何かに集中していて気が紛れていると痛みを感じなくなるなど、痛みは心理的な要因に左右されます。

ネガティブな心理は痛みを増強させる

- ストレスや不安
- 過去の痛みの記憶
- 不眠

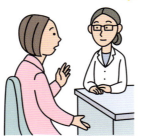

ストレスや不安、恐怖感、過去の痛みの経験や、不眠などの身体的問題は痛みを増強させてしまう。

興奮や集中は痛みを鈍らせる

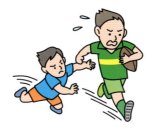

試合中に骨折しても、興奮で痛みを感じないということが起こりうる。

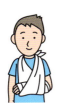

試合が終わって落ち着くと痛みが出てくる。

何かに没頭していると痛みを忘れていることも

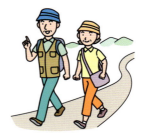

趣味などに熱中していると痛みが紛れていることがある。
積極的に趣味などに打ち込むのも痛みの緩和に効果的。

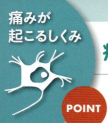

痛みが起こるしくみ

痛みを左右するもの④ 天候

POINT
- 温度や湿度、気圧が痛みに影響する例はよく知られている。
- 気圧の低下が交感神経を刺激して痛みが増すとする説がある。
- 片頭痛など季節によって変化する痛みがある。

慢性痛に影響を与える天候の変化

　天気が悪い日はひどく痛む、雨になる前日に痛みが強くなる、寒い日は関節の痛みがつらいなどと訴える人は少なくありません。特に**慢性痛**（P.34参照）のケースにその傾向があります。これらは決して気のせいなどではなく、温度や湿度、気圧の変化を体が敏感にキャッチして、痛みを伝える神経に影響を及ぼすためと考えられています。とはいえ現在のところ、明確なことは分かっていません。

　そんな中で、耳の奥（内耳）にある**三半規管**が痛みに関係しているという説があります。三半規管は体の**平衡感覚**を感知する受容器ですが、気圧が下がってくるとその変化を感知し、交感神経（P.74参照）を刺激して、慢性痛を悪化させると説明されています。このような人は、天気が本格的に悪くなる前に三半規管から情報を伝える神経の働きを抑えるタイプの酔い止め薬を飲むと、痛みが抑えられるといわれています。

季節の変化と痛み

　季節の変化とともに痛み方が変わってくることもあります。暖かくなるにしたがって血管が拡張し、**片頭痛**が悪化するケースが知られています。寒い時期に痛みがひどくなったり、季節の変わり目で**気温差**が大きくなると痛みが増すケースも見られます。花粉症など季節と関係する病気が、もともと抱えている痛みに影響することもあります。また季節が変わると気分も変化し、心理的要因が痛みに影響することも考えられます。

 試験に出る語句

交感神経
自律神経のうち、緊急事態や脅威に対して備える神経。呼吸や心拍数の増加、血圧や血糖値の上昇などを起こす。慢性痛の中には交感神経が関与するものがある。

慢性痛
痛みが長く続いているもの。神経障害性疼痛や中枢性疼痛、心因性疼痛であることが多い。

 キーワード

三半規管
内耳にある3つのループ状の器官。中に入っているリンパ液の動きで頭の回転を感知する。人の平衡感覚をつかさどる。

メモ

片頭痛
血管の拡張によって引き起こされる頭痛。頭の片側が痛むという意味でこの名前があるが、両側が痛むこともある。光や音に敏感（P.176参照）。

天候に左右される痛み

気温や湿度、気圧が痛みに影響を及ぼす例があります。また、季節によって痛みが変化する場合もあります。

温度や湿度、気圧、季節が痛みに影響する

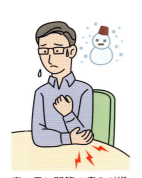

寒い日に関節の痛みが増す。

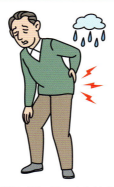

天気が悪い日、またはその前日などに痛みが強くなる。

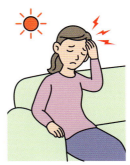

季節が暖かくなってくると片頭痛がひどくなる例がある。

気圧の低下を三半規管が感知して痛みが生じる説

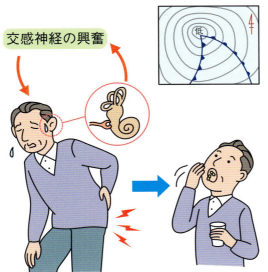

気圧の低下を内耳の三半規管が感知すると、交感神経が刺激され、慢性痛が悪化するという説がある。

痛みが強くなる前に酔い止めの薬を飲むと痛みが抑えられる場合がある。

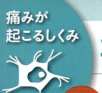

痛みが起こるしくみ

痛みとかゆみ

POINT
- かゆみは痛みとは別の感覚で、伝える神経も別である。
- かゆみの刺激を伝える神経は無髄線維のC線維である。
- 痛みはかゆみの感覚を抑制する。

痛みとかゆみは別の感覚

　以前は、痛みの感覚の弱いものが**かゆみ**だと考えられていました。その理由は、切り傷などが治ってくると痛みに変わってかゆみを感じることや、かゆみを専門に感知する神経が発見されていなかったことなどです。しかし近年、痛みとかゆみは違う感覚であることが分かってきました。
　かゆみは**搔痒感**ともいい、**皮膚**、**粘膜**、**角膜**に起こる、むずむずしてかきたくなる不快感のことです。かゆみを起こす刺激には、アレルギーとも関係がある**ヒスタミン**や、痛みを起こす**ブラジキニン**や**カプサイシン**などの化学物質、蚊やダニに刺される、アトピーなどの**皮膚疾患**、引っかくことによる**刺激**、圧迫による**血行不良**、**寒冷**、皮膚の**乾燥**や**不衛生**、ストレスなどです。それらの刺激は、皮膚などにある受容器で感知され、無髄線維の**C線維**が伝えるとされています。かゆみを伝える神経はかゆみ専門で、痛みの神経とは別のものと考えられていますが、相互に情報の連絡があるとする研究もあります。

痛みとかゆみの関係

　急な痛みは手を引っ込めるなどの**屈曲反射**を起こしますが、かゆみは**引っかき反射**を起こします。痛みは関節や内臓にも感じますが、かゆみは皮膚や粘膜に限定されます。
　一方で痛みもかゆみも、身体的要因や心理的要因で過敏になる場合がある点では共通しています。またかゆいところをたたいたり、爪で押したりするとかゆみが軽減するのは、痛みの刺激がかゆみを抑制するからです。

 試験に出る語句

かゆみ
搔痒感ともいう。皮膚、粘膜、角膜に生じ、むずむずして引っかかずにいられない不快な症状のこと。かゆみを感知し伝える神経については研究途上である。

キーワード

C線維
神経線維は髄鞘の有無と太さでA（α、β、γ、δ）、B、Cの6種類に分類される。C線維だけが無髄線維で、神経の伝達速度が遅い。温冷覚と痛覚を伝達するとされるが、かゆみを伝達しているものもあると考えられている。

引っかき反射
かゆみがあると、そこを無意識にかく動作が起こる。ある程度意思で抑制したり、かき方を変えたりできるが、反射なので眠っているときでも起こる。

 メモ

冷やすと
かゆみが軽減する
痛みと同様、かゆみも局所を冷やすと症状が軽減する。

痛みとかゆみの違いと関連

かゆみと痛みは別の感覚で、伝える神経も別です。一方で、どちらも身体的要因や心理的要因で過敏になり、また、つねる、かくなど、痛みの刺激でかゆみを抑制しようとしたりするなどの関連もあります。

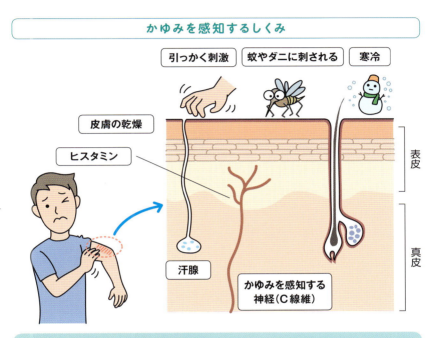

かゆみを感知するしくみ

かゆみを感知し伝える神経は、かゆみ専門の神経である。ヒスタミンや、皮膚を引っかく刺激、蚊やダニに刺される、寒冷などを感知してかゆみとして脳に伝える。

Athletics Column
走ると足がかゆくなる！

ランナーの中に、走り始めると太ももやお尻、ふくらはぎなどがひどくかゆくなるという人がいます。これは、運動によって急に血行が良くなるために起こる症状といわれ、特に皮膚温との温度差が大きい冬に起きやすい傾向があります。運動前に十分にウォーミングアップを行ない、血行の変化をゆるやかにするとある程度予防することができるでしょう。また皮膚が乾燥しているとかゆみを助長するので、日ごろから皮膚の保湿に心がけることも大切です。どうしてもかゆみがひどくなるので、皮膚科で処方してもらったかゆみ止めの薬を運動前に飲むという人もいるようです。

痛みが起こるしくみ
痛みとしびれ

POINT
- しびれには、痛み、感覚障害、運動障害が含まれることがある。
- ビリビリとしびれるような痛みは神経障害性疼痛である。
- 感覚障害と運動障害は末梢・中枢神経の障害で起こる。

しびれは1つの症状を指す言葉ではない

「しびれ」と表現される感覚には、実はさまざまなものがあります。例えば、長時間正座をしていると足がしびれますが、このとき感じるのは、ビリビリするような痛み、足先の感覚の鈍さや消失、足首が思うように動かない運動の異常などです。つまりしびれには、痛み、感覚障害（皮膚感覚の消失や鈍麻）、運動障害が含まれることがあるのです。しびれと表現されたときは、それが具体的にどんな状態を指しているのかを明らかにする必要があります。

＜しびれと表現される症状と特徴＞

一般にしびれと表現されるものは以下の通りです。

● **ビリビリする痛み**

長時間の正座で足が痛むときは、多くは神経の圧迫による一過性の痛みである。ただし、ビリビリする痛みは慢性化した神経障害性疼痛（P.20参照）である可能性もある。

● **感覚障害**

皮膚のある範囲の感覚が鈍くなっていたり、感覚がなくなったりしているもの。末梢の感覚神経の障害や、脳卒中などによる大脳皮質の体性感覚野（P.54参照）の障害、脊髄の障害などにより、痛み、温冷覚、触覚などの皮膚感覚が伝わらない、または認識できない状態。原因によっては下記の運動障害を伴っていることもある。

● **運動障害**

体のどこかが動かないこと。単に麻痺ということもある。大脳皮質の運動野や脊髄、神経根などの障害で、大脳からの運動の指令が届かない状態のこと。

試験に出る語句

感覚障害
皮膚感覚に異常が起きたもの。感覚がない、感覚が鈍いというだけでなく、異常な感覚があるものもある。末梢で皮膚感覚を感知できない場合、脳までの伝導路に異常がある場合、大脳の体性感覚野に異常がある場合がある。

運動障害
運動麻痺ともいう。体が思うように動かないこと。大脳からの運動の指令が正常に出されていないか、または筋肉まで届かないことが考えられる。

キーワード

鈍麻
鈍いという意味。感覚鈍麻とは、ある部分の感覚が鈍くなっていること。

メモ

あなたの"しびれ"は？
何をしびれというかは人によって違う。「しびれている」と誰かが言ったとき、それを聞いた人は、自分がイメージした症状とは違うことがあるので注意が必要。

「しびれ」にはいろいろな症状が含まれる

「しびれ」と呼ばれるものにはさまざまな感覚がありますが、中には痛みや感覚障害、運動障害が含まれることがあるので、状態や原因をはっきりさせる必要があります。

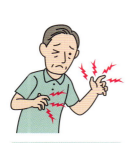

ビリビリする痛み

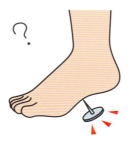

痛みや温度などを感じない（感覚障害）

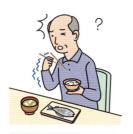

手足などが思うように動かない（運動障害）

「しびれ」という場合は、ビリビリする痛み、皮膚感覚に異常が起こる感覚障害、体が思うように動かない運動障害が含まれることがある。

しびれが起こる病気の例

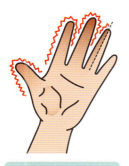

手根管症候群

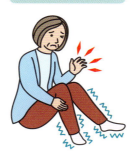

糖尿病性神経障害

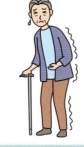

腰部椎間板ヘルニア・腰部脊柱管狭窄症など

しびれの症状が現れる主な病気。末梢神経の問題によるものと中枢神経の問題によるものがある。

SPECIAL COLUMN

無痛分娩はなぜ増加しないのか

　誰しも痛いのは嫌なものです。出産に関しても、強い痛みを経験する必要はないと考えている人も多くいます。現在の医療では安全に無痛分娩ができ、出産時には夫も落ち着いて付き添え、出産後も母子ともに健康を保てるためメリットは大きいです。

　無痛分娩の方法はいくつかありますが、主に行なわれるのは硬膜外麻酔です。この場合、陣痛が来るのは分かるので、無痛というより和痛です。全く痛みをなくしてしまうと筋肉の力もなくなり、息む力もなくなってしまいます。あくまでも産むのは母親の仕事です。陣痛はある程度まで我慢しなくてはなりません。子宮腔が3cmくらいに開いた時点で、硬膜外に麻酔をかけます。その後は落ち着いてタイミングよく息んで産むことができます。

　しかし、精神論で、「痛みを経験しないとわが子に愛情を持てない」などという女性もいます。男性も同じような意見を持っている人も多いかもしれません。夫の立ち合い分娩も一般化してきている一方で、普通分娩の場合、産室でいたたまれない気持ちになる夫がいるのも事実です。無痛分娩の場合、産む瞬間は痛みがなく、夫は妻を励ましながら感動を分かち合うことができます。

　ではなぜ、無痛分娩が大きく増加していかないのでしょうか。

　第一に、無痛分娩を実施する施設が少ないという理由があります。希望があっても居住区の産院で対応していないため、実現しないケースが多数あります。

　また、麻酔科医も足りません。産科医が麻酔をかけて行なうことも可能ですが、あまり引き受けたがらないのが現状です。計画分娩であればまだ可能ですが、24時間体制の普通分娩では、無痛分娩に対応するのは難しいでしょう。産科医の無痛分娩に対する認識が変わることも期待したいところです。

　さらに費用についても懸念材料です。出産は病気ではないので、保険が適用されません。無痛分娩は自費診療扱いになり、一般的な病院では10〜15万円ほどかかります。

第3章

痛みの評価と診断

痛みの評価と診断

痛みを測るツール

POINT
- 痛みを共有するには痛みを客観的データにする必要がある。
- ものさし状のもので今の痛みがどの辺りかを示してもらう。
- 何段階かの表情の絵を見せて、一番近いものを示してもらう。

痛みを客観的データにするためのものさし

　痛みは個人的で主観的な情動体験（P.10参照）なので、体温や血圧のように測定器で測ることも、他人が同じ痛みの体験をすることもできません。しかし病院などでは、患者と医師や看護師などが痛みの情報を共有するため、何らかの方法で痛みを客観的なデータにする必要があります。そこで開発されてきたのがペインスケールと呼ばれる評価方法です。

　ペインスケールにはいくつかの種類がありますが、スケール間に互換性はなく、同一人には同じスケールを使うことが大切です。

＜主なペインスケールと特徴＞

● 数値評価スケール：NRS（Numeric Rating Scale）

　右ページの上図のようなものさしを見せ、全く痛みがない状態を「0」、これ以上ないくらいのひどい痛みを「10」としたとき、今の痛みが何点かを口頭で、または指さして答えてもらう。数字の概念が分からない乳幼児や認知症患者には使えない。

● 視覚アナログスケール：VAS（Visual Analog Scale）

　10cmの線を引き、上記のNRSと同じように痛みがない状態から最高の痛みまでの間のどの辺りかを指さしてもらう。

● フェイススケール：FRS（Face Rating Scale）

　右ページの下図のような顔の表情を描いたイラストを見せて、今の痛みがどの絵に近いかを示してもらう。もともとは小児用に開発されたもの。独自に5段階、10段階などの顔で評価しているところもある。

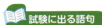
試験に出る語句

ペインスケール
直訳すれば「痛みのものさし」。主観的な痛みをデータ化するための方法。数値で示してもらうものや近い顔の表情を選んでもらうものなどがある。

キーワード

最悪の痛み
イメージする一番ひどい痛み、今まで経験した中で一番痛いなどと表現して説明する。説明のしかたやニュアンスが違うと結果が変わってしまうことがあるので注意が必要。

メモ

フェイススケールは大人向けではない
フェイススケールは小児用に開発されたもので、大人については妥当性が確立されていないといわれる。

痛みを客観的に測る

数値評価スケール：NRS（Numeric Rating Scale）

スケールを見せ、痛みがないを「0」、イメージする一番ひどい痛みを「10」として、今の痛みは何点かを聞く。口頭で答えてもらうか、スケールを指さしてもらう。

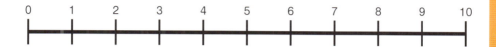

視覚アナログスケール：VAS（Visual Analog Scale）

10cmの線をスケールとし、左端が「痛みがないor全く痛みがない」、右端を「最も痛いor想像する中でこれ以上の痛みはないくらい強い」とした場合、今の痛みはどの辺りかを指でさしてもらうか、印をつけてもらう。

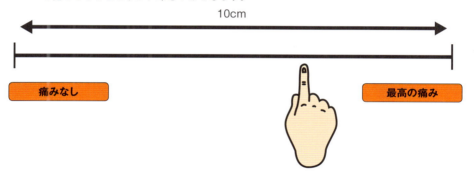

フェイススケール：FRS（Face Rating Scale）

小児用のスケール。今の痛みに近い表情を選んでもらう。
大人でも使えるが妥当性は確立していない。痛みは「4」だけれど、家族がいて楽しいから「2」など、心理状態を反映することがある。

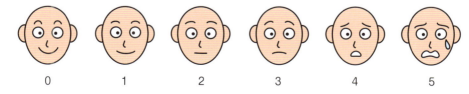

痛みの評価と診断

痛みの問診と観察のポイント

POINT
- 痛くて眠れないなどの主訴を明らかにすること。
- 症状とその変化を時系列に整理すること。
- 痛みは1カ所とは限らないので注意が必要。

情報は時系列に整理する

痛みは自覚症状なので、患者の痛みを正確に把握するには問診が重要です。問診では、主訴を明らかにすること、痛みの部位や痛み方などを具体的に聞き、痛みが出たときから今までの状況を時系列で正確に把握、整理することが大切です。

＜痛みに対する主な治療法＞

問診や観察のポイントは以下の通りです。

● 主訴は何か

主訴とは現在最もつらい症状やそれで困っていること。「とにかく頭が痛い」「肩が痛くて眠れない」など。「どうしましたか」などと聞き、具体的に答えてもらう。

● どこが痛いのか

どこが痛いかを指さしてもらったり、人体の絵に描き込んでもらう。「頭が」「腰が」という言葉だけでは場所がはっきりしないので、具体的に聞くこと。また1カ所とは限らないので漏れなく聞く。

● どのように、どのくらい痛むのか

「ズキズキしますか」などの表現は使わず、「どんなふうに痛みますか」などとオープン・クエスチョンで聞き、患者の表現を引き出す。患者の痛みの表現はどんな原因の痛みかを推測するのに役に立つ（P.104参照）。痛みの程度はスケール（P.100参照）などを用いてもよい。

● ほかに伴う症状はないか

しびれ、発赤や腫れ、発熱、吐き気や嘔吐など、痛み以外に伴っている症状があれば把握する。

試験に出る語句

主訴
患者が一番つらい症状やそれによって困っていること。まず主訴を明らかにすることが大切。

痛みのスケール
主観的な痛みを客観的なデータとして評価するものさし（P.100参照）。

キーワード

オープン・クエスチョン
「はい・いいえ」で答えられない質問。症状を引き出すにはこの聞き方がよい。反対に「はい・いいえ」で答えられるような質問はクローズド・クエスチョンという。

メモ

痛みの変化も正確に
痛みは刻々と変化することも多い。初めは激痛だったのが、今は鈍い自発痛があるなど、変化を時系列で明らかにすること。

問診のポイント

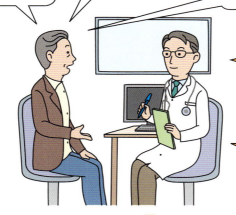

〈主訴は何かを明らかにする〉
右の肩が痛くて、夜眠れません。

〈症状の変化を時系列で整理する〉
2カ月ほど前に痛みが出始め、ここ1週間は痛みがひどいです。

〈痛み方はその人の表現を大切に〉
じっとしていても、重い痛みがあります。シャツを着ようとするとビキッと激痛が走ります。

どうしましたか？
〈オープン・クエスチョンで聞く〉

どこが痛いですか？
〈痛む場所を図に書き入れてもらうか、指さしてもらう〉

第3章 痛みの評価と診断　痛みの問診と観察のポイント

痛む場所を図に書いてもらう

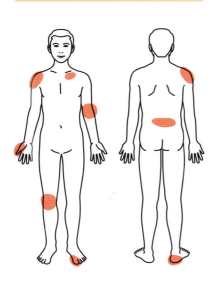

● 随伴症状も忘れずに

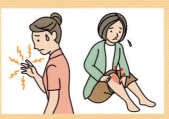

しびれや発赤、腫れなどの症状

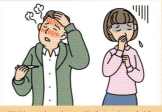

発熱、吐き気や嘔吐などの症状

痛みの評価と診断

さまざまな痛みの表現

POINT
- 痛みの表現は痛みの原因の推定に役立つ。
- 患者の痛みに対する表現はありのままに記録する。
- 患者の痛みの表現を変えたり修飾したりしてはいけない。

痛み方の表現は脚色しないこと

体性痛と**内臓痛**、**急性痛**と**慢性痛**、**侵害受容性疼痛**と**神経障害性疼痛**では痛みの訴え方が違います。逆にいえば、痛み方を聞けばおおよそ何の痛みかが推定できます。したがって、患者に「どんな痛みか」を表現してもらうことはとても大切なことです。また患者が「ズキンズキンと痛みます」といった場合、その表現はそのまま記録しなければいけません。「ズキズキ痛む」と変えたり、「ズキンズキンと脈打つように痛む」などと修飾したりすると、痛みの実態や変化が分からなくなってしまいます。

痛みの原因と痛み方については、第1章のそれぞれの項目で解説してきましたが、ここで整理しましょう。

＜痛みの原因と痛みの表現＞

痛みの原因による痛み方の特徴は以下の通りです。

● **侵害受容性疼痛**

【体性痛】
・痛む場所が明確で、一瞬の鋭い痛み、刺し込むような痛み。その後に続く焼けるような痛み。
・筋肉や関節のうずくような痛み。

【内臓痛】
・痛む場所が「この辺り」としか表現できない。
・押されるような痛み、絞られるような痛み。鈍痛。

● **神経障害性疼痛**
・チクチクと針で刺されるような痛み。
・電気が走るような痛み（電撃痛）、焼けるような痛み。
・ジンジンする、ビリビリする。

試験に出る語句

侵害受容性疼痛と神経障害性疼痛
痛みは大きくこの2つに分類できる。侵害受容性疼痛は、痛みの刺激を侵害受容器が感知して起こる痛み。神経障害性疼痛は神経そのものが傷ついて起こる痛み。

キーワード

ズキンズキン痛む
頭痛や外傷の後、炎症が起きて腫れているときなどに生じる。脈拍に同調するような痛み。侵害受容性疼痛である。

 メモ

「それほど痛くない」という表現
軽い痛みだから大丈夫といった場合にこのような表現をする人がいる。これを「大丈夫だな」と判断するのではなく、「痛みはある」ととらえることが大切。

患者の痛みの表現はそのままに

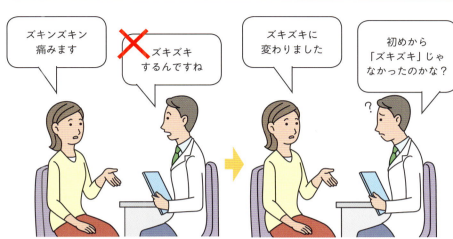

患者の痛みの表現を変えたり脚色したりしてはいけない。

表現を変えてしまうと、ほかの人に正しく伝わらない。また痛みの変化が分からなくなってしまう。

痛みの種類と痛み方の特徴

侵害受容性疼痛

体性痛

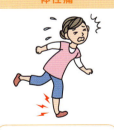

- 痛む場所がはっきりしている
- 一瞬鋭く痛む
- 刺し込むように痛む
- 一瞬の痛みの後で焼けるように痛む
- 筋肉や関節がうずくように痛む

内臓痛

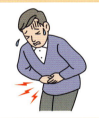

- 痛む場所が明確でない
- 押されるように痛む
- 絞られるように痛む
- 鈍痛

神経障害性疼痛

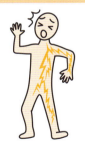

- チクチクする
- ジンジンする
- ビリビリする
- 電気が走るように痛む（電撃痛）
- 焼けるように痛む

105

痛みの評価と診断

痛みを数値化する検査法

POINT
- 主観的症状の痛みを数値化する検査機器がある。
- 皮膚に電流を流し、刺激の閾値と疼痛時の電流を測る。
- 現状では一般的な検査方法としては確立されていない。

体に電流を流して痛みの程度を数値化する

　痛みは主観的、個人的なものだから数値化するのは難しいと100ページで解説しました。そこで痛みをできる限り客観的なデータとして評価するためのペインスケールがあるわけですが、ペインスケールの問題点は、嘘をつくことも可能なことです。大して痛くないのに「最悪に痛い」と言うこともできますし、かなり痛いのに「大丈夫。2点くらい」と無理することもできてしまいます。またペインスケールは意識がない人や認知症の人、乳児などには使えません。実際に起きている痛みを正確に評価しないと、過剰な投薬につながったり、逆に痛みがいつまでも取れない状況に追いやられてしまいます。

　そこで開発が試みられているのが、痛みを数値化、可視化する医療機器です。例えばある測定器では、痛みを訴えている患者の皮膚に電極を取り付け、そこに弱い電流を流し、電流を少しずつ強くしていく過程で、初めて電流の刺激を感じたとき（閾値）と、電流の刺激がもともと抱えている痛みと同じくらいだと感じたときに合図をしてもらいます。そしてそれぞれのときの電流の数値から、痛みの度合いを数値化します。

　別の測定器では、感覚を伝える神経線維の特徴から、Aβ線維、Aδ線維、C線維のそれぞれが反応するような異なる周波数の電流を流し、各神経の障害を測定します。

　測定器による痛みの評価とペインスケールによる痛みの評価の比較など研究が行なわれていますが、現状では一般的な検査としては確立されていません。

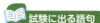
試験に出る語句

閾値
このレベルを超えると刺激を感じる、反応が起こるという値。それ以下では刺激を感じない、または反応が起きない。

キーワード

Aβ線維、Aδ線維、C線維
感覚を伝える神経線維の種類。Aβ線維は触覚・圧覚を、Aδ線維とC線維は痛みを伝える（P.46参照）。

メモ

測定器の問題点
ペインスケールは患者自身が一人でチェックすることもできるが、測定器は測定器自体の購入と測定する人が必要で、コストがかかる。

ペインスケールの限界

ペインスケールによる評価の場合、患者が本当のことを言っているのか疑問に思われることがあります。

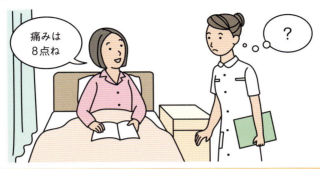

ただし、疑わしいと思っても「8点」という回答を事実として記録することが大切。

痛みを客観的に測定できるものはないか？

電流を流して閾値や痛みが出る値を測る

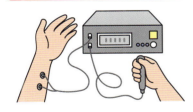

腕につけた電極に電流を流し、電流を初めて感じたときと、抱えている痛みと同じくらいの刺激が感じられたときにボタンを押してもらい、それぞれの数値から痛みの強さを評価する。
※現状では一般的な検査としては確立されていない。

Athletics Column
「痛くない！」と嘘をつくことの危険性

　痛いと訴えたら休めと言われ、代表やレギュラーの座を追われてしまう……。アスリートの場合、痛いと言えない場面もあるのが現実でしょう。痛みは主観的な症状ですから、自分が痛くないと言えば、本文のような測定器で調べない限り他人に知られることはありません。しかし、痛みを押してトレーニングや競技を続ければ、痛みを引き起こしている障害が悪化したり、フォームが変わって別の場所に痛みが生じるなど、問題がより深刻かつ複雑になってしまう危険性があることは認識しておくべきです。無理をして結果的に選手生命を短くしてしまうようなことがないようにしましょう。

痛みの評価と診断

痛みの診察① 理学的検査

POINT
- 理学的検査とは手や器具で触診、打診などを行なうもの。
- 皮膚感覚、深部感覚の検査、反射、筋力の検査などがある。
- 他動的に動かして関節可動域や誘発痛の有無を調べる。

手や簡単な器具を使って痛みの様子を調べる

理学的検査の「理学的」とは「身体的」といった意味です。理学的検査とは、医師などが手や簡単な器具を使い、触診、打診、聴診をしたり、患者の手足を動かして動きや誘発痛の有無を観察したりする検査法のことです。

痛みを評価するために行なわれる理学的検査には、皮膚感覚や深部感覚の検査、反射や筋力、関節可動域の検査、誘発痛のテストなどがあります。

＜痛みに対する理学的検査＞

痛みを評価するときに行なわれる代表的な理学的検査とその特徴は以下の通りです。

● **皮膚感覚・深部感覚の検査**

皮膚の触覚は、筆や脱脂綿などで皮膚に触れ、感覚の有無を答えてもらって調べる。深部感覚は、患者に閉眼してもらい四肢や手指の位置や方向を答えてもらったり、音叉を当てて振動覚の有無を答えてもらう。

● **反射、筋力、関節可動域の検査**

反射の検査には、屈曲した膝の膝蓋腱をたたいて下腿が跳ね上がるかを見る膝蓋腱反射などがある。筋力は、手足などを医師などの力に抵抗して押したり引いたりできるかを測る徒手筋力検査などが行なわれる。関節可動域は、医師などが各関節を動かしてどこまで動かせるかを調べる。

● **誘発痛の検査**

上記の関節可動域の検査で、どこまで動かすと痛みが出るかを見る。仰臥位で下肢を伸展したまま挙上してどこで痛みが出るかを調べるラセーグ徴候などがある。

試験に出る語句

理学的検査
医師などが手や簡単な器具などを使って触診、打診したり、筋力や関節可動域などを調べる検査。

徒手筋力検査
医師などが患者の手や足を支え、患者にそれに対抗して押したり引いたりしてもらい、その力を評価する。

キーワード

ラセーグ徴候
仰臥位で下肢を伸展した状態で挙上していき、どこまで動かせるかを調べる。腰部椎間板ヘルニアなどがあると、痛みやしびれで90度まで挙上できない。

反射
何かの刺激の情報が脳に達する前に、脊髄でショートカットして反応が起こるもの。膝蓋腱反射などの運動器の反射のほか、のどに食べものが触れると起こる嚥下反射などさまざまなものがある。

メモ

五十肩か肩の腱板損傷か
肩が痛くて腕が上がらないとき、他動的に動かすと痛みが出ない場合は、五十肩よりも肩の腱板損傷が疑われる。

理学的検査の例

医師が手や器具を使い触診や打診、聴診などによって痛みの有無を観察・検査する理学的検査には、以下の方法があります。

皮膚感覚の検査

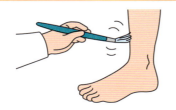

皮膚感覚は筆などで皮膚に触れて調べる。

深部感覚の検査

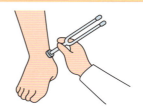

深部感覚の検査には、音叉を当てて振動を感じるかどうかを調べるものなどがある。

反射の検査

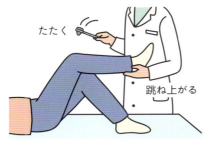

図は膝蓋腱反射の検査。膝蓋腱をたたくと反射が起きて大腿四頭筋が収縮して下腿が跳ね上がる。

筋力の検査（徒手筋力検査）

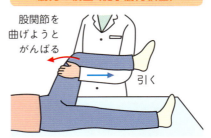

図は腸腰筋の筋力テスト。検査する人が股関節を伸ばす方向に大腿部を引く。患者はそれに対抗して股関節を曲げようとする。そのときの力を評価する。

ラセーグ徴候

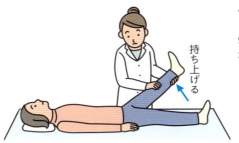

仰臥位で、検査する人が患者の伸ばした下肢を少しずつ持ち上げていく。90°まで持ち上げる途中で痛みが出る場合、腰部椎間板ヘルニアが疑われる。

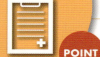

痛みの評価と診断

痛みの診察② 画像診断

POINT
- 画像診断は体の中で何が起きているかを調べる検査。
- 体の断面も見えるCT、MRIは外傷・病気の診断に有用。
- それぞれの特徴に合わせ、臓器や病気などによって使い分ける。

体の中で何が起きているのかをのぞき見る

痛みの原因を見つけるため、画像診断が行なわれることがあります。一般的な単純X線検査のほか、CTやMRI、超音波検査、各種造影検査などがあります。例えば急な激しい頭痛では脳卒中を疑って緊急のCTやMRI検査が、激しい胸痛では超音波検査やMRI検査、腰痛や関節の外傷などではMRI検査などが行なわれます。

＜主な画像診断と特徴＞

痛みの診断に使われる主な画像診断と特徴は以下の通りです。

● CT、MRI

CTはX線を使って体の断面などを撮影するもの、MRIは強力な磁気を利用して体のさまざまな断面を撮影するもの。組織の損傷や出血、腫瘍などを映し出すことができる。それぞれに長所、短所がある。脳卒中、脊椎・脊髄の障害、胸部・腹部の臓器の病気、関節の障害など、多くの外傷や病気の診断に利用される。

● 超音波検査

超音波が物に当たって戻ってくる様子を画像化する。腹部などの臓器の病気や妊娠の診断、近年ではトリガーポイント（P.78参照）の確認にも利用されている。骨の向こう側は調べられないので脳の診断には使えない。

● 各種造影検査

造影剤を血管や胃腸などの管状の臓器の中に入れ、X線やMRIなどで撮影する。心筋梗塞での冠動脈の閉塞、尿管結石などの診断に利用される。

試験に出る語句

画像診断
X線や超音波などを使い、体の内部の映像を撮影する方法。単純X線撮影、CT、MRI、超音波検査、各種造影検査、シンチグラフィー（放射性同位元素を使って腫瘍などを調べる）などがある。

CT
コンピュータ断層撮影。X線を体に当てて反対側で受像する。そのデータをコンピュータで解析し、体の断面の画像を構成する。

MRI
核磁気共鳴画像法。強い磁気を利用して、細胞内の水素原子のふるまいを調べ、体の組織を画像化する。磁気を使うため、骨折の治療などで体内に金属が入っている人には使えない。

キーワード

超音波
人間の耳には聞こえない高い周波数の音波。人体には無害。気体、液体、固体の中を進み、硬さの違うものの境目で跳ね返る。魚群探知などにも利用されている。

110

CTとMRIの特徴

CTもMRIも検査機器の形はよく似ています。いずれも体の断面を表示できますが、原理や得意分野などに違いがあります。

	CT	MRI
原理	●X線を利用する。 ●被曝するため、妊婦などの使用が制限される。	●磁気を利用する。 ●心臓ペースメーカー、骨折の固定用の金属などが入っている人には使えない。
得意分野	●骨、脳、肺、肝臓などの腹部臓器の撮影が得意。 ●基本的には体の横断面を描画する。 ●脳出血などの出血がはっきり映る。	●脳、関節、脊髄、骨盤内の臓器などの撮影が得意。 ●横断面だけでなく縦断面など任意の断面の描画が可能。 ●発症したばかりの脳梗塞の発見が可能。
特徴	●短時間で検査ができる（全身でも10〜15分程度）。	●時間がかかる場合がある（全身で30分〜1時間）。 ●検査中の音がうるさい。

超音波検査と特徴

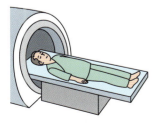

特徴
● 超音波が物に当たって戻ってくる様子を描画する。
● 超音波は人体には無害で、妊娠の診断にも利用できる。

長所
● 痛みなどの苦痛がない。
● 腹部の臓器、乳房、筋肉などの描画が得意。
● 動きがリアルタイムで分かるので、胎児の動きや心臓内の血流の様子などを知ることができる。
● 検査機器や検査にかかる諸費用が安価。

短所
● 骨など硬いものや空気の向こう側は映らない。
● 画像がやや不明瞭で一般の人には分かりにくい。

111

痛みの評価と診断

痛みの診察③ 心理検査

POINT
- 心因性疼痛と考えられる場合には心理検査が行なわれる。
- 痛みが慢性化し、うつ傾向がある場合に心理検査を行なう。
- パーソナリティーの検査や自覚症状を調べるものなどがある。

慢性痛や心因性疼痛の診断に

　身体的な検査をしても痛みの原因となるような異常が見つからない場合や、**慢性痛**でうつ傾向がある場合などは、**心理検査**を行なうことがあります。心理検査にはさまざまなものがありますが、痛みの診療の際に比較的よく利用されている検査について解説します。

＜痛みの診断の際に利用される心理検査と特徴＞

　特に慢性痛や心因性疼痛などの診断時に行なわれる主な心理検査と特徴は以下の通りです。

● **MMPI**（Minnesota Multiphasic Personality Inventory：ミネソタ多面的人格目録検査）

　パーソナリティーを調べる検査。550項目の質問に「あてはまる」「あてはまらない」「どちらでもない」の3択で答える。専門のトレーニングを受けていない人が実施しても、データに対する影響が少ない。

● **SDS**（Self-Rating Depression Scale：うつ性自己評価尺度）

　うつ状態を評価する検査。20項目の質問に「めったにない」「ときどき」「しばしば」「いつも」の4段階で答える。項目数が少ないので患者への負担が少ない。うつの人だけでなく、うつ傾向のスクリーニングにも利用できる。

● **CMI 健康調査表**（Cornell Medical Index：コーネル・メディカル・インデックス）

　12項目の身体症状、6項目の精神的症状に関する項目に回答するもの。幅広く自覚症状を調べられるため、神経症やうつ傾向の評価に利用できる。女性版は213項目、男性版は211項目からなる。

試験に出る語句

慢性痛
長く痛みが続いている状態。神経障害性疼痛や中枢性疼痛、心因性疼痛である可能性が高い。身体的な検査をしても異常が見つからないこともある。

心因性疼痛
身体的には痛みを生じるような異常がないのに痛みを訴えるもの。不安、ストレス、恐怖などの精神的な問題が痛みに関係している。

キーワード

専門のトレーニング
心理検査には、検査用紙さえあれば誰でも簡単に答えられるものもあるが、基本的にはどの検査も、回答方法の指示や結果の解釈などについて専門のトレーニングを受けた人が行なうべきものである。

メモ

その他の心理検査
ほかには、不安の程度を評価するSTAI（State Trait Anxiety Inventory）、性格特性を調べるYG性格検査（矢田部ギルフォード性格検査）などが利用される。

心理検査による痛みの診察

痛みがあるのに身体的な原因が見つからない場合や、痛みに心理的な問題がかかわっていると考えられる場合などは、心理検査を行なうことがあります。

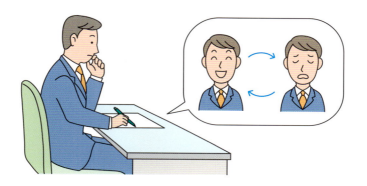

CMI健康調査表（Cornell Medical Index）

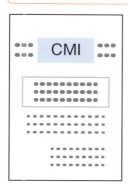

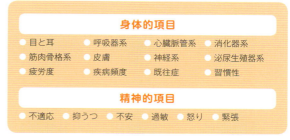

身体的項目
- 目と耳
- 呼吸器系
- 心臓脈管系
- 消化器系
- 筋肉骨格系
- 皮膚
- 神経系
- 泌尿生殖器系
- 疲労度
- 疾病頻度
- 既往症
- 習慣性

精神的項目
- 不適応
- 抑うつ
- 不安
- 過敏
- 怒り
- 緊張

神経症やうつ傾向の評価に利用できる。男性版と女性版がある。

Athletics Column
気分や疲労度の変化が分かる心理検査「POMS」

アスリートのコンディショニングに利用される心理テストに「POMS（Profile of Mood States）」があります。POMSは65問の質問に答えることで、緊張、抑うつ、怒り、活気、疲労、混乱の6つの因子でそのときの気分を測る検査です。10分程度で回答でき、自己採点も可能です。性格を測る心理検査と違って短期的な変化を知ることができるのが特徴です。けがや痛みがあったり、そのために思うようにトレーニングができずに落ち込んでいるときなどには、このような検査を行なって心理状態の変化を把握し、コンディショニングに生かすことも大切です。

痛みの診察④ 血液検査・その他の検査

POINT
- 内臓の痛みが疑われる場合は血液検査が必須である。
- ひどい頭痛では髄液検査が行なわれることがある。
- 状況によって内視鏡検査、脳波検査なども行なわれる。

血液検査や血圧、尿検査なども重要

ここまで解説してきたもの以外に、痛みの診断時に行なわれる検査について、最も一般的な血液検査も含めて以下にまとめます。

＜その他の検査と特徴＞

痛みの診断に利用される血液検査やその他の検査と特徴は以下の通りです。

● **血液検査**

特に内臓の病気が疑われるときは血液検査が必須である。状況に応じて、炎症や感染の証拠となる白血球やCRP（C反応性たんぱく）、がんの可能性を示すさまざまな腫瘍マーカー、メタボリックシンドロームの可能性を知る血中脂質、血中尿酸値、血糖値などを調べる。関節リウマチなどの膠原病の場合も血液検査が必要。

● **髄液検査**

ひどい頭痛があるときなどには、脳脊髄液の検査を行なう。腰椎の椎骨と椎骨の間に針を刺し、脳脊髄液の圧力を調べるとともに、脳脊髄液を採取して詳しく調べる。血球成分や細菌、たんぱく質などを検出する。

● **その他の検査**

血圧や体温、尿検査などは基本的な検査として重要である。大腸がんなどが疑われる場合は便検査も行なわれる。腹痛などでは潰瘍やがんなどを調べるため内視鏡検査を行なうことがある。その他、脳波検査、眼底検査、聴力検査、平衡機能検査、体表温度を調べるサーモグラフィー検査などを行なうことがある。

試験に出る語句

血液検査
血液に含まれる成分を調べることで多くの病気が推定できる。項目は多岐にわたる。

CRP
C反応性たんぱく。感染や炎症が起こると肝臓でつくられるたんぱく質。病状の進行によって数値が変化するので、炎症の経過が分かる。

キーワード

腫瘍マーカー
がんがあると血中に増えてくる物質で、がんの存在を推定するマーカーとして利用される。数多くのマーカーがある。

メモ

どの検査をすべきか
不必要な検査は行なわず、効率よく診断に結びつけるためには、問診や理学的検査などで的確に障害や病気を推定することが求められる。

血液検査・髄液検査など

血液検査

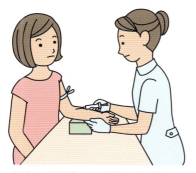

一般的な赤血球、白血球などの検査のほか、炎症を調べる検査（CRP）、各種腫瘍マーカー、血中脂質、血糖値などを調べる。

脳波検査・眼底検査など

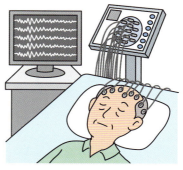

脳の機能や感覚器などに異常がないかを調べるため、脳波検査、眼底検査、聴力検査、平衡機能検査などを行なう。

髄液検査

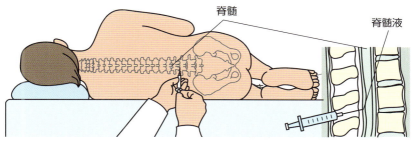

脊髄　　脊髄液

腰椎の椎間に針を刺し、脳脊髄液の圧力を測定するとともに、脳脊髄液を採取して検査する。

Athletics Column
運動器の痛みはまず整形外科へ

　腰痛や全身の関節の痛みなど、骨や筋肉、関節の痛みがある場合は、整体や接骨院、マッサージなどではなく、まずは整形外科や外科などの病院でしっかり検査してもらいましょう。単なる腰痛と思っていたら腎臓などの内臓の病気だったり、成長痛と思っていたら小児がんやリウマチだったりなど、手遅れになると深刻な事態に陥るケースもあるからです。そしてマッサージなどのサービスは、病院で特別な病気や障害がないと診断されたり、病院で基本的な治療が終わった後も痛みが残る場合などに利用する方が、結果的により早い回復が期待できるでしょう。

SPECIAL COLUMN

在宅療養における疼痛管理

　病院でそれまでに行なわれてきた以上の効果的な治療がないと判断されると、在宅に戻るように勧められるケースがあります。また、症状がある程度軽快すると在宅で療養したい、中には在宅で終末期を過ごしたいという患者も少なくありません。現在では、病院での医療から在宅医療へと移行する傾向があり、在宅医療も次第に充実してきました。

　在宅療養には大きなメリットもあります。住み慣れた家にいられることで、痛みや苦痛が減少し、QOL（生活の質）が向上したという報告も少なくありません。ただし、鎮痛ができるかどうかが大きなポイントです。

　例えばがんの痛みの場合、訪問診療の医師が鎮痛剤をうまく使って、痛みを抑制します。内服薬、舌下タイプ、パッチ、座薬などを使い分けます。痛みが増強した場合や激痛に見舞われたときには、PCAポンプ（患者自己調節鎮痛法）を用います。通常は持続注入ポンプを用いてオピオイドを静脈もしくは皮下から投与しますが、在宅でもPCAを安全に行なうことが可能です。痛みの出現に合わせて患者本人がレスキューボタンを押すことで、鎮痛薬を適宜投与できるので安心です。いわば、病院にいるのと同じ治療を受けることができるといえます。厚生労働省では訪問診療の施設に対して、在宅でPCAポンプを使いながら疼痛管理をしている患者が何人いるかをチェックし、きちんと痛みを管理できる施設であるかどうかのランク分けをしています。

　在宅療養に切り替える際には、病院の主治医と訪問診療を引き受ける医師が訪問診療の計画を立てます（退院前カンファレンス）。

　医師による訪問診療は月2回が基本ですが、症状が強い場合には毎日でも来てもらえます。ただし、病院にいるように24時間、医師が待機できるわけではありませんが、軽い症状の変化には訪問看護ステーションが対応するので、安心して在宅療養を行なうことができます。

第4章

痛みを
緩和する方法

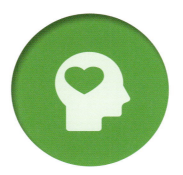

痛みを緩和する方法

体内の疼痛抑制システム

POINT
- 体には痛みを抑制する内因性疼痛抑制系が備わっている。
- 脊髄で痛みの情報が伝わるのを阻害するしくみがある。
- 痛みが別の部位の痛みで抑制されることがある。

脳や脊髄が痛みの情報伝達を抑制する

私たちの体には痛みを抑えるしくみが備わっています。そのしくみを**内因性疼痛抑制系**といいます。末梢から痛みの情報が送られてくると、脳と脊髄からなる中枢神経がそれを把握する一方で抑制するのです。内因性疼痛抑制系には、**下行性疼痛抑制系**や、**広汎性侵害抑制調節**、**ゲートコントロール理論**などがあります。

下行性疼痛抑制系は、末梢から脊髄まで痛みの情報を伝える一次侵害受容ニューロンが、脊髄後角で二次侵害受容ニューロン（脊髄で痛みの情報を受け取り、視床まで伝えるニューロン）に情報を受け渡すのを邪魔して痛みが伝わらないようにするしくみです。このしくみには、**セロトニン系**と**ノルアドレナリン系**があり、いずれも**中脳**から始まるニューロンが担っています。強力な鎮痛薬である**オピオイド**（P.138参照）は、この下行性疼痛抑制系を活性化することで痛みを鎮めます。

広汎性侵害抑制調節は、ある場所に痛みの刺激を受けたときに、別の場所に痛みの刺激を加えると、もとの痛みが緩和されるしくみのことです。例えば腰痛があるとき、その近くを拳でたたくと痛みが和らぎます。これは、別の所に加えられた痛みの刺激が二次侵害受容ニューロンの**広作動域ニューロン**（P.66参照）を抑制し、痛みを緩和するためといわれています。

また痛いところをさすると痛みが和らぎます。このしくみはゲートコントロール理論で説明されています。これについては次の項（P.120参照）で解説します。

試験に出る語句

内因性疼痛抑制系
体に備わっている、痛みの情報伝達を抑制して痛みを和らげるしくみ。

下行性疼痛抑制系
中脳から出るニューロンが、脊髄での二次侵害受容ニューロンへの情報伝達をブロックするしくみ。

広汎性侵害抑制調節
痛みを別の痛みで抑制するしくみ。別の痛みの情報が、脊髄での広汎動域ニューロンへの伝達をブロックする。

キーワード

セロトニン系、ノルアドレナリン系
セロトニンもノルアドレナリンも神経伝達物質。セロトニンは生体リズムの調整などに、ノルアドレナリンは交感神経系の働きにかかわるホルモン。

広作動域ニューロン
二次侵害受容ニューロンの一つ。痛みの強弱を伝える神経とされている。

メモ

セロトニンは発痛物質
一次侵害受容ニューロンはセロトニンが作用すると痛みが起こり、二次侵害受容ニューロンは逆に痛みが抑制される。

内因性疼痛抑制系とは

痛みの刺激が中枢に届くと、中枢がそれを抑制するしくみを内因性疼痛抑制系といいます。内因性疼痛抑制系にはいくつかのメカニズムがあります。

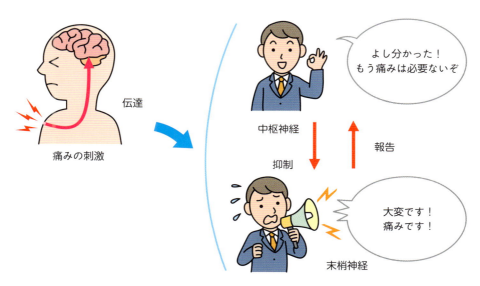

内因性疼痛抑制系の種類

下行性疼痛抑制系

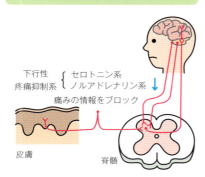

一次侵害受容ニューロンから二次侵害受容ニューロンに痛みの信号が伝えられるのを、下行性疼痛抑制系がブロックする。下行性疼痛抑制系にはセロトニン系とノルアドレナリン系がある。

広汎性侵害抑制調節

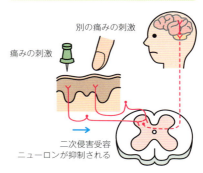

痛みの信号が伝えられているとき、別の痛みの刺激が加わると、二次侵害受容ニューロンの広作動域ニューロンが抑制され、痛みが緩和されると考えられる。

※広汎性侵害抑制調節（DNIC：Diffuse Noxious Inhibitory Controls）

痛みを緩和する方法

手当てによる鎮痛効果

POINT
- 痛みの情報伝達をコントロールするゲートがあるとする説がある。
- 最初のゲートコントロール理論は完璧ではない。
- 痛みの程度が刺激の強さと必ずしも比例しないことを示した。

さすると痛みが和らぐのはなぜか

　痛い所があるとついさすってしまいます。それは経験的にそうすると痛みが和らぐことを知っているからです。この現象を説明する理論として、1965年に「ゲートコントロール理論」が発表されました。この理論は、痛みが中枢に送られる途中に「ゲート」があり、それが痛みの感じ方をコントロールしていると説明されています。通常はゲートは閉じていて、痛みの刺激があると開いて中枢に痛みを伝え、そこにさするなどの触覚の刺激が入ってくるとゲートが閉じて、痛みの伝達を遮断するというのです。

　後の研究により、この初めのゲートコントロール理論には神経学的に説明できない点や矛盾している点があるとされ、さまざまな修正が加えられました。特に、初めの理論でゲートの所にあると想定されたニューロンが見つかっていないことが問題とされています。

　とはいうもののこの理論は、痛みの程度は必ずしも刺激の強さと比例しないことや、さまざまな要因によって増幅されたり抑制されたりすることを示した点でとても重要な理論だといわれています。また、この理論をきっかけに、痛む所やその近くの皮膚に電極を貼り、痛みが出ない程度の電流を流すことで痛みを緩和する経皮的神経電気刺激法（TENS）などの治療法も開発されました。

　いずれにしても、痛むところをさすったり手を当ててもらったりすることは、気のせいではなく、痛みを緩和するために有効な手段であることは間違いありません。

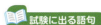
試験に出る語句

ゲートコントロール理論
1965年にロナルド・メルザックとパトリック・ウォールが発表したもの。脊髄後角に"ゲート"があり、痛みの伝わり方を調節しているとする理論。いくつもの誤りがあったが、痛みの伝わり方や治療の開発に大きく貢献した。

キーワード

経皮的神経電気刺激法（TENS）
Transcutaneous Electrical Nerve Stimulation。痛みがある場所か、そこから痛みを伝える神経が走る所の皮膚に電極を貼り、弱い電流を流すと痛みが緩和されるという治療法。刺激をやめても鎮痛効果がしばらく続くことがある。

メモ

温かい手でさすってもらうと……
家族や恋人、看護師などに温かい手で痛いところをさすってもらうと、確かに痛みが緩和する。そこには安心感や信頼感、ストレスの緩和など心理的な効果も加わっている。

ゲートコントロール理論とは

痛みがあるときにその部位をさすると痛みが緩和されます。この現象を説明しようとした理論をゲートコントロール理論といいます。

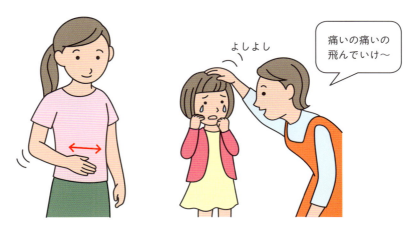

ゲートコントロール理論とは、痛みを伝える伝導路にゲート（門）があり、通常は閉じているが痛みの刺激があると開き、痛みを伝える。そこに触覚の刺激が加わるとゲートが閉じて痛みが緩和されると説明する理論。後に矛盾点などがあるとされ修正された。

ゲートコントロール理論から開発された経皮的神経電気刺激法（TENS）

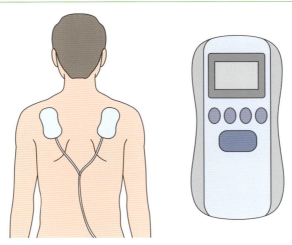

経皮的神経電気刺激法（TENS）とは、痛む部位や、そこから痛みの信号を中枢に伝える神経の部位に電極を貼り、痛みを感じない程度の電流を流して痛みを緩和するもの。2分程度で効果が表れ、終了後もしばらく鎮痛効果が続く。

痛みを緩和する方法

ストレスが痛みを鈍くする

POINT
- 極限状態に置かれるなど、強いストレス下では痛みを感じない。
- 交感神経から出るノルアドレナリンが痛みの伝達を抑制する。
- 内因性オピオイドであるβエンドルフィンは強力な鎮痛薬である。

ストレスで痛みが強くなったり鈍くなったり

痛みと**ストレス**は深い関係にあります。痛み自体が強いストレスなので、**急性痛**では**交感神経**が興奮し、心拍数増加や血圧上昇などのストレス反応＝**緊急反応**（P.74参照）が起こります。また**慢性痛**の場合は持続する痛みのストレスから逃れられず、やがて心身ともに疲弊してしまいます。また慢性痛の中には交感神経の興奮が痛みを増幅するケースがあることも分かっています（P.74参照）。

一方で、強いストレスが痛みを鈍くすることがあります。例えば戦場で大けがをしても痛みを感じなかったり、激しいスポーツでけがをしても試合中は全く痛みを感じないといった現象が起こります。人は極限状態に置かれると痛みを自ら覆い隠してしまうかのようです。

ストレス時に痛みが鈍くなるしくみ

ストレス時に痛みが抑制されるしくみには、**下行性疼痛抑制系**（P.118参照）がかかわっています。ストレスで交感神経が興奮して**ノルアドレナリン**が放出されると、それが一次侵害受容ニューロンから二次侵害受容ニューロンに痛みの情報が伝わるのを抑制します。

また強いストレスがかかると、脳から**内因性オピオイド**と呼ばれる物質が放出されます。内因性オピオイドはがん性疼痛の鎮痛に使われる**モルヒネ**などと似た物質です。特に**下垂体**から出る**βエンドルフィン**にはモルヒネより強い鎮痛作用があり、多幸感をもたらすため、痛みを感じなくなります。

試験に出る語句

内因性オピオイド
オピオイド（P.138参照）とはモルヒネなど、オピオイド受容体に作用する薬剤のこと。体内にある類似の物質を内因性オピオイドという。βエンドルフィンなど。

βエンドルフィン
下垂体から出るモルヒネに似た物質で、強い鎮痛作用があり、多幸感をもたらす。

キーワード

エンドルフィン
endorphinは、内側のという意味の「endo」とモルヒネ「morphine」を合わせて命名された名前。

メモ

ランナーズハイ
マラソン中に脚の痛みも感じず、高揚感に包まれる状態をランナーズハイという。これは激しい運動によってβエンドルフィンが分泌するために起こるとされる。

強いストレス下では痛みを感じないことがある

強いストレス下に置かれることが、痛みを感じにくくすることがあります。

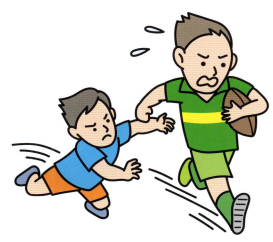

戦場で兵士が負傷しても痛みを感じなかったり、激しいスポーツの試合中にけがをしても気がつかないことがあるのは、強いストレス下に置かれたことで痛みを抑制するしくみが働くためである。

下垂体から出るβエンドルフィンは強力な鎮痛作用を持つ

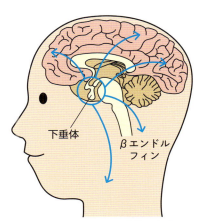

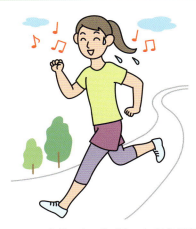

強いストレスによって下垂体からβエンドルフィンが分泌される。βエンドルフィンは強い鎮痛効果を持ち、多幸感をもたらすため、痛みを感じなくなる。

マラソン中はつらいはずなのに気分が高揚するのは、βエンドルフィンが分泌されるためとされ、この状態は「ランナーズハイ」と呼ばれる。

第4章 痛みを緩和する方法　ストレスが痛みを鈍くする

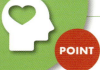

痛みを緩和する方法

快の情動が痛みを鈍くする

POINT
- 快感は、欲求が満たされると働く報酬系が引き起こす情動。
- 報酬系は神経伝達物質にドーパミンを使うニューロンの集団。
- ドーパミンが内因性オピオイドの放出を増やすと考えられる。

報酬系が快感を起こし痛みを鈍くする

快感は痛みの感受性を鈍くすると考えられます。成功してハッピーなときは痛みを感じにくいのです。

快感は、自分の欲求が満たされたときに感じる情動で、例えば空腹が満たされたとき、性的な欲求が満たされたとき、取り組んできた仕事が成就したとき、スポーツで優勝したときなどに感じます。このような快感は、脳の**報酬系**（**ドーパミン神経系**または**A10神経系**）と呼ばれる回路によってもたらされます（右ページ上図参照）。

報酬系は、**神経伝達物質**に**ドーパミン**という物質を使うニューロンで構成されています。報酬系は、**中脳**の**腹側被蓋野**というところから始まり、**大脳辺縁系**（P.68参照）に属する**側坐核**や**扁桃体**、自律神経や内分泌系の中枢である**視床下部**や、人の高度な脳の機能を担当する**前頭連合野**へとつながる回路です。何かの欲求が満たされると、まず腹側被蓋野が活性化し、その興奮が神経によって側坐核に届くと快感が生まれます。そしてこの報酬系の興奮が、何らかのしくみで痛みを抑制すると考えられています。

報酬系から放出されるドーパミンは、快感のほか、**やる気**を起こして学習を促進したり、運動機能の調節やホルモン分泌の調節などにかかわっています。そして快感を感じているときに痛みを感じにくいのは、ドーパミンが鎮痛作用を持つ**内因性オピオイド**（P.122参照）の放出を増やすからではないかと考えられています。うつ傾向など快感と逆の状態だと痛みが増幅されたり長引いたりするのは、報酬系が活性化されないためかもしれません。

試験に出る語句

快感・快
欲求が満たされたときに感じる心地よい情動。脳の報酬系が関与している。

報酬系
中脳の腹側被蓋野からスタートし、側坐核、扁桃体、視床下部、大脳前頭連合野などを走るドーパミン作動性ニューロンで構成される。欲求が満たされるかまたはその期待が高まると活性化し、快感を引き起こす。

キーワード

内因性オピオイド
強力な鎮痛作用を持つオピオイド（モルヒネなど）と似た構造を持つ物質で、体内で分泌されるもの。βエンドルフィンなど。

メモ

成功を期待するだけでも
報酬系は、実際に成功するだけでなく、成功が期待できると感じたときにも活性化する。

快感を起こす報酬系

ストレスと同様、快感を感じているときにも痛みを感じにくくなることがあります。

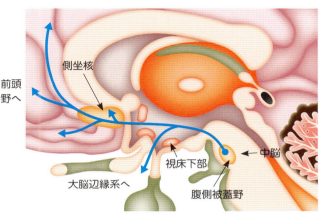

報酬系は、中脳の腹側被蓋野から始まる回路。神経伝達物質にドーパミンを使うニューロンの集団。快感ややる気を起こす。

快感を感じていると痛みの感受性が鈍くなる

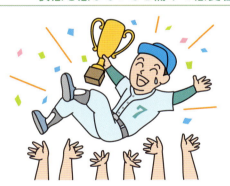

スポーツで優勝するなど欲求が満たされ、報酬系が働くと、痛みの感受性が鈍くなる。報酬系から放出されるドーパミンが内因性オピオイドを増やすためと考えられる。

Athletics Column

痛みを訴えていなくても応急処置が必要

　試合中にけがをしたことが明らかなのに、本人は興奮していて痛みを訴えていない。そんなときでも患部はすぐに腫れてきますから、すみやかに応急処置を行なわなければいけません。興奮が収まって痛みを訴えるようになってからでは、処置が後手に回ってしまいます。応急処置は「RICE」が基本です。運動を中止させて患部を安静にし（R：Rest＝安静）、患部を冷やし（Ｉ：Ice＝冷却）、圧迫し（Ｃ：Compression＝圧迫）、心臓よりも高い位置に保ちます（Ｅ：Elevation＝挙上）。そして早期復帰のためには迅速な診断・治療が重要ですから、できるだけ早く医師の診察を受けましょう。

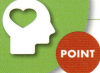

痛みを緩和する方法

痛みには慣れるのか

POINT
- 痛みの刺激が続いても基本的に順応することはない。
- 特に痛む場所が不明瞭な鈍い痛みは順応しない。
- 慣れることはないので早急に適切な治療を受けること。

痛みは体の警告だから慣れては困る

触覚、温覚などの皮膚感覚や、嗅覚や味覚といった特殊感覚など、痛覚以外の感覚は、刺激が繰り返されると慣れ（順応）が起こることが知られています。例えば触覚は、服を着るときは布の感触を感じるものの、その後は新しい刺激がない限り布の感触は慣れて（感じなくなって）しまいます。しかし痛みはほかの感覚と違い、基本的には慣れることはないとされています。

皮膚への侵害刺激で一瞬感じる鋭い痛み＝Aδ線維（P.46参照）が伝える侵害受容性疼痛には慣れの現象があるとする説もあります。しかし、内臓痛など痛む場所が不明瞭な鈍い痛み＝C線維が伝える疼痛には慣れの現象は起こらないといわれています。そもそも痛みは体の警告ですから慣れてしまっては困ります。生体は、常に痛みを感じられる状態でスタンバイしている必要があるのです。

痛みには慣れないから早く治療を

痛みには慣れの現象がないために、長引く病気で痛みや慢性痛に悩まされ続ける人もいるわけです。しかし神経学的には慣れなくても、心身のリラックスを図って痛みの閾値を上げたり（P.86参照）、快感（P.124参照）を得て痛みを和らげることはできるかもしれません。また原因不明の痛みに苦しんでいた人が、原因が判明したとたんに痛みが楽になったという現象も起こります。痛みの刺激が続いている以上痛みに慣れることはないので、できるだけ早く医師に相談することが大切です。

試験に出る語句

慣れ
順応。ある刺激が繰り返されるとそれに反応しなくなること。

キーワード

Aδ線維
痛みを伝える神経線維の一つ。有髄線維で伝達の速度が速い。けがをしたときに最初に一瞬感じる鋭い痛みを伝える。

メモ

嗅覚は慣れやすい感覚
ゴミ置き場でも、そこにしばらくいると臭く感じなくなる。ただしこれは麻痺ではないため、ほかのにおいは感じるし、別の場所に行ってから戻るとまた臭く感じる。

慣れる感覚と慣れない感覚がある

慣れる感覚

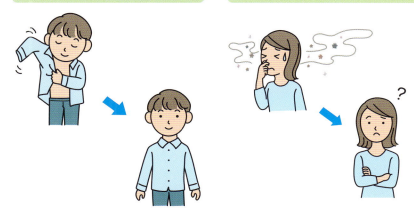

服を着るときは衣類の布の感触を感じるが、その後は布の感触を常に自覚しているわけではない。嗅覚は慣れやすい感覚で、臭いにおいもそこにしばらくいると感じなくなる。

慣れない感覚

痛み

痛みのうち、特に痛む場所が不明瞭な鈍い痛みは慣れることはない。

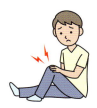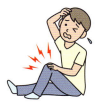

 Athletics Column

痛みがある状態に慣れることはある

　痛みの感覚自体には慣れる（感じなくなる）ことはありませんが、"痛みがある状態に慣れる"ことはあります。例えば、けがが回復する過程で痛みが続くことはありますが、その痛みの原因や治癒の経過が理解でき、競技への復帰に希望が持てれば、多少の痛みなら受け入れることができます。「もう痛いのも慣れた」と表現する人がそれです。痛みの原因が分からないと、「治らないのでは？」という不安が痛みをさらにつらいものにします。だからこそ、リハビリの過程では、医師やトレーナーの支援の下、自分の状態や痛みの意味をしっかりと理解して向き合っていく姿勢が必要です。

痛みを緩和する方法

痛みの治療法の概要

POINT
- 痛みの原因疾患の治療法は病気によって異なる。
- 薬物療法が基本で、神経ブロック療法も重要である。
- 状況によって理学療法や心理療法などが行なわれる。

痛みの治療の基本は薬物療法

痛みがある患者に対しては、痛みの原因疾患の治療と、痛みに対する対症療法が行なわれます。痛みの原因疾患に対する治療法は病気によって異なります。

＜痛みに対する主な治療法＞

痛みの対症療法の基本は薬物療法です。さらに神経ブロック療法や理学療法、状況に応じてレーザー治療や外科的治療などが行なわれます。

● 薬物療法（P.130～149参照）

痛みの治療の基本となる。さまざまな鎮痛薬のほか、炎症を抑える薬や抗うつ薬、抗てんかん薬などが使われる。痛みのタイプによって効果的な薬が違うので、痛みを正確に診断することが大切。

● 神経ブロック療法（P.150～157参照）

局所麻酔薬を注射して痛みの伝導路を遮断して痛みを和らげる治療。硬膜外ブロック、星状神経節ブロックなどがある。

● 理学療法（P.158～163参照）

体操やストレッチングなどの運動療法と、温熱療法などの物理療法がある。特に関節や筋肉などの運動器の痛みに行なわれる。

● その他の治療（P.164～173参照）

痛みの原因や痛み方などにより、心理療法や、神経を圧迫するものを除去するなどの外科的治療、痛みの緩和や局所の血流改善などに効果的なレーザー治療や光線療法、鍼治療などの東洋医学による治療などが行なわれる。

試験に出る語句

薬物療法
薬を使う治療法全般。薬には、内服薬、塗り薬や湿布薬などの外用薬、注射や点滴で投与する注射薬などの種類がある。

理学療法
運動やマッサージ、温熱療法などで、主に運動機能を改善する治療法。

キーワード

硬膜
脳と脊髄を覆う膜は、内側から軟膜、くも膜、硬膜の3層になっている。硬膜は一番外側の比較的硬い膜。

星状神経節
頸部にある交感神経節のうち一番下の部分。星状神経節ブロックではここに麻酔薬を注入する。

メモ

外科的治療
手術のこと。それに対して内服薬や注射などによる治療を行なうものを内科的治療という。

痛みの治療法のいろいろ

薬物療法

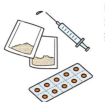

内服薬や外用薬、注射薬による治療。痛みの治療の基本である。

神経ブロック療法

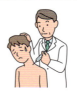

局所麻酔薬で痛みの神経の伝達を遮断する。

理学療法

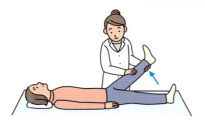
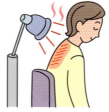

リハビリテーション、温熱療法などで痛みを緩和する。

心理療法

心因性疼痛や慢性痛などの場合は心理療法を行なうことがある。

外科的治療

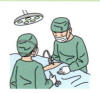

神経を圧迫するものを取り除く必要がある場合などは手術を行なう。

レーザー療法

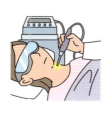

神経ブロック療法が難しいケースなどに、レーザー療法が行なわれることがある。

東洋医学による治療

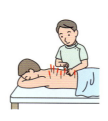

針治療など東洋医学による治療を行なうことがある。

第4章 痛みを緩和する方法　痛みの治療法の概要

痛みを緩和する方法

鎮痛薬による治療

POINT
- NSAIDsは非ステロイド性抗炎症薬で鎮痛作用を持つ。
- アセトアミノフェンは市販の解熱鎮痛薬にも含まれる。
- オピオイドは麻薬性鎮痛薬で、強力に痛みを鎮める。

痛みの原因やタイプに合った鎮痛薬を選択する

　痛みの治療の基本は薬物療法で、その中心となるのがいうまでもなく鎮痛薬です。鎮痛薬は下記のような種類に分けられますが、それぞれに作用のメカニズムや効きめの強さ、副作用などが違うので、対象に合わせて適切に選択する必要があります。

　一般的な痛みにもよく使われるのはNSAIDs（エヌセイズ、P.132参照）と呼ばれる薬です。これは非ステロイド性抗炎症薬（Non-Steroidal Anti-Inflammatory Drugs）というグループの薬で、炎症を鎮めて痛みを緩和する効果があります。代表的なのはロキソプロフェン、ジクロフェナク、インドメタシンなどです。

　アセトアミノフェン（P.136参照）は市販の解熱鎮痛薬にも含まれる成分で、穏やかに痛みを緩和する効果があります。炎症を鎮める作用はないのでNSAIDsには含まれません。

　オピオイド（P.138参照）はオピオイド受容体に作用する薬剤で、強力に痛みを鎮めます。オピオイドとはオピウム類縁物質という意味で、オピウムとはケシの実から取ったアヘンのことです。現在鎮痛薬として使われているオピオイドには、アヘンの成分からつくったものや、その成分を人工的に合成したものがあります。特にがん性疼痛のケースによく使われる薬です。

　鎮痛薬の効果を強めたり、副作用を和らげるために使う薬を鎮痛補助薬（P.144参照）といい、抗うつ薬や筋弛緩薬などが使われています。

NSAIDs
エヌセイズ（またはエヌセッズ）と読む。非ステロイド性抗炎症薬のこと。炎症を抑える薬としてはステロイド薬が代表的だが、これはステロイドではない。

オピオイド
麻薬性鎮痛薬。アヘンの成分から抽出したり、同様の成分を合成した薬。体内にもβエンドルフィンなどの内因性オピオイドがある。

アヘン
ケシの実から採れる茶色の半固形物や粉末状のもの。麻薬として国内ではあへん法で規制されている。

鎮痛薬の選択
痛みの種類や状態に合わない鎮痛薬を選択してしまうと、いつまでも痛みが取れないだけでなく、つらい副作用を抱えることになる。

症状や痛みの原因に合った鎮痛薬を使うことが大切

NSAIDs が効く例

| 月経痛 | 緊張性頭痛 | 変形性膝関節症 |

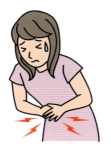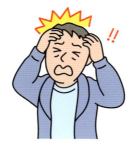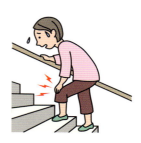

NSAIDs が効かない例

| 慢性痛 | 片頭痛 | 糖尿病性神経障害 |

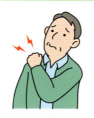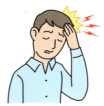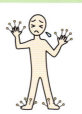

痛みの原因に合った鎮痛薬を使わないと、いつまでも治らないうえ、副作用でつらい思いをする可能性もある。

オピオイドとは

オピオイドとはケシ麻薬性鎮痛薬のことで、いわゆるアヘンの成分からつくられた鎮痛薬のことです。

| ケシ | オピオイド（モルヒネなど） |

 → →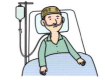

ケシは英語で opium poppy という。この実から取ったものがアヘン（opium）。

アヘンの成分からつくったり、その成分を合成したものをオピオイドという。強力な鎮痛効果がある。

オピオイドはがん性疼痛などに使われる。

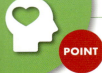

痛みを緩和する方法

NSAIDs ～非ステロイド性抗炎症薬

POINT
- NSAIDsとは非ステロイド性抗炎症薬という意味。
- 発痛増強物質のプロスタグランジンの生成を阻害する。
- 炎症に伴う痛みの鎮痛に効果がある。

NSAIDsの作用のしくみ

NSAIDsは非ステロイド性抗炎症薬（Non-Steroidal Anti-Inflammatory Drug）の頭文字を取ったものです。1つの薬のことではなく、炎症を鎮めて痛みを緩和する効果がある抗炎症薬のうちステロイドではないもの、という意味です。NSAIDsには、アセチルサルチル酸、ロキソプロフェン、ジクロフェナク、イブプロフェン、インドメタシンなどがあります。聞き慣れた名前が多いのは市販の薬にもよく使われているからです。

炎症があって痛みが生じているような侵害受容性疼痛に効果があります。炎症が起こると、細胞のホスホリパーゼという酵素が活性化され、これが細胞膜からアラキドン酸という脂肪酸を切り離します。すると次にシクロオキシゲナーゼ（COX）という酵素がアラキドン酸をプロスタグランジンに変え、これが痛みを増強させます。NSAIDsはこのシクロオキシゲナーゼの働きを阻害して、プロスタグランジンができるのを抑えることで痛みを和らげます。

緊張性頭痛や月経痛にも

NSAIDsは、緊張性頭痛や月経痛などのほか、関節リウマチ、尿管結石、がんなど広い病気によく効きます。副作用には胃腸障害や喘息、肝機能障害、腎機能障害などがありますが、最近では副作用が少ない薬も普及しています。2種類以上のNSAIDsを同時に使っても効果が強まるわけではないので、薬の併用は避けた方がよいでしょう。

 試験に出る語句

プロスタグランジン
1つの物質ではなく、発痛増強作用のほか、胃粘液分泌促進、子宮収縮、血小板凝集などの作用を持ついくつかの物質の総称。

シクロオキシゲナーゼ
細胞膜にあるアラキドン酸をプロスタグランジンに変える酵素。CyclooxygenaseからCOXと略す。

 キーワード

ステロイド
副腎皮質ホルモンの糖質コルチコイド。強い抗炎症作用があり、広く薬として利用されている。

 メモ

がん性疼痛にも使われるNSAIDs
NSAIDsは、がん性疼痛の治療に、まだ痛みが軽度のころから長く使われる薬。がんの場合、骨転移による痛みに有効。

NSAIDsの作用機序

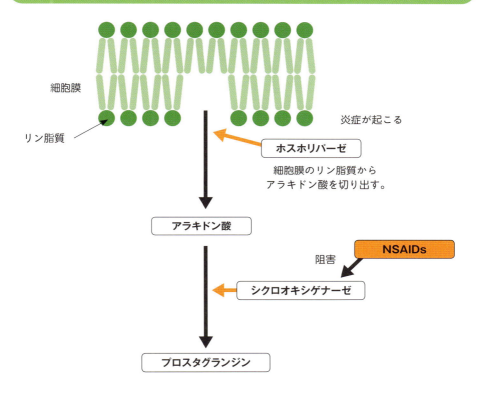

NSAIDsが効果的な痛みの例

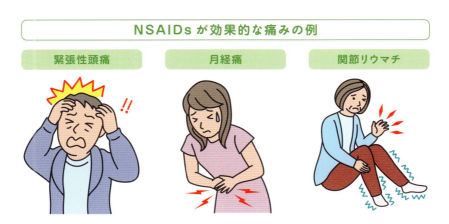

NSAIDsは、炎症があって痛みが生じているような侵害受容性疼痛によく効く。

第4章 痛みを緩和する方法　NSAIDs～非ステロイド性抗炎症薬

133

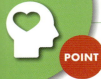

痛みを緩和する方法

NSAIDsの例：『ロキソニン』など

POINT
- アセチルサリチル酸は古くから使われている鎮痛薬である。
- ロキソプロフェンは副作用が少ない傾向がある。
- ジクロフェナクは鎮痛作用が強い。

内服薬のほか湿布薬やクリームの市販薬もある

NSAIDs（P.132参照）は市販の鎮痛薬にも使われていて、私たちにも身近な鎮痛薬です。NSAIDsの副作用には**胃腸障害、喘息、肝臓障害、腎臓障害、抗凝固作用**などがあります。また**抗血栓薬**や**痛風の薬**、**リウマチの薬**などとの**飲み合わせ**に注意が必要な場合があります。代表的なNSAIDsとその特徴について解説します。

＜代表的なNSAIDsと特徴＞

主なNSAIDsとその特徴は以下の通りです。

● **アセチルサリチル酸**

『アスピリン』の名前で市販もされている。古くから解熱鎮痛薬として利用されている一般的な薬。

● **ロキソプロフェン**

『ロキソニン』の名称で市販もされている。胃腸症状や喘息などの副作用があるが、内服薬のほか、貼付剤もあり、近年最もよく使われる鎮痛薬の一つ。

● **ジクロフェナク**

『ボルタレン』の名前で、内服薬のほか湿布薬も市販されている。特に関節痛、痛風の痛み、尿路結石などの鎮痛によく使われている。

● **セレコキシブ**

胃十二指腸潰瘍を含む消化器障害の発現は少ないが、心血管系の副作用には注意が必要。

● **インドメタシン**

クリームや湿布薬にも使われている。

試験に出る語句

アセチルサリチル酸
柳から抽出した鎮痛作用があるサリチル酸という物質の仲間。サリチル酸は酸性が強く胃を傷めるので、酸性を弱めたのがアセチルサリチル酸。

キーワード

飲み合わせ
2種類以上の薬を一緒に飲んだとき、どちらかの薬の効果を弱めたり、副作用を強めたりするなどの悪影響が出る組み合わせ。

メモ

『アスピリン』はピリン系ではない
「ピリン」がつくが、アレルギーが出る人がいることで知られるピリン系の薬ではない。

代表的な NSAIDs とその特徴

薬物名	商品名	特徴	おもな副作用
アセチルサリチル酸	アスピリン	古くから解熱鎮痛薬として利用されている。「ピリン」とつくがピリン系の薬ではない。抗血小板作用（血が固まりにくくする）があるので脳梗塞などの治療薬にも使われる。	胃腸障害、発疹、喘息発作など。
ロキソプロフェン（ロキソプロフェンナトリウム）	ロキソニン	鎮痛作用のほか、解熱、抗炎症作用がある。安全性が高く、鎮痛効果も高いので市販薬にもなっている。内服薬と外用薬がある。	胃腸障害、発疹、喘息発作などがあるが、比較的少ない。
ジクロフェナク（ジクロフェナクナトリウム）	ボルタレン	NSAIDsの中でも鎮痛効果と即効性が高いといわれる。内服薬と外用薬がある。	胃腸障害、発疹、喘息発作などがある。効果が高い分、副作用も強い傾向がある。
セレコキシブ	セレコックス	近年承認された新しいNSAIDs。胃腸障害の副作用の発症率が低減されている。	胃腸障害、発疹、喘息発作などがあるが、他のNSAIDsより胃腸症状の発症率は低い。
インドメタシン	インドメタシン	内服薬だけでなく、外用薬や座剤、点滴薬もある。	胃腸障害、発疹、喘息発作など。

第4章　痛みを緩和する方法

NSAIDsの例：『ロキソニン』など

Athletics Column
痛み止めで痛みが取れても完治したわけではない

　医学的には、痛みがあるなら激しい運動はするべきではありません。しかしアスリートの場合、大事な試合などで NSAIDs などの鎮痛薬を使わざるを得ない場面もあるでしょう。ただし、鎮痛薬で痛みが取れてもけがや障害が完治したわけではないことはしっかりと認識しておくべきです。痛みが取れたからといって無茶な運動をしたり、運動後のケアを怠れば、けがや障害が悪化したり、治るまでに時間がかかってしまうことになります。また鎮痛薬を連用すると副作用が出る心配もありますから、服用量も担当医と相談しながら十分に吟味し、濫用しないようにしましょう。

135

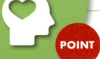

痛みを緩和する方法

アセトアミノフェン

POINT
- 抗炎症作用がないのでNSAIDsの仲間ではない。
- 解熱作用があり、市販の風邪薬にも含まれる。
- アルコール多飲者は肝臓障害のリスクが高くなる。

抗炎症効果はないが穏やかな鎮痛薬

アセトアミノフェンも古くから利用されている鎮痛薬で、『カロナール』がよく知られています。内服薬のほか、座薬もあります。

NSAIDsのような炎症を抑える作用はほとんどありませんが、脳の視床下部に作用して熱を下げる作用があるため、市販の総合感冒薬（いわゆる風邪薬）にも主成分として含まれています。総合感冒薬は、咳や鼻水、くしゃみなどの上気道の症状だけでなく、発熱や筋肉の痛み、頭痛など、風邪に伴うさまざまな症状に広く効くように処方された薬のことで、アセトアミノフェンのほか、頭重感を緩和するカフェインや、咳を鎮め、痰を出やすくするリン酸ジヒドロコデイン、抗アレルギー作用があるクロルフェニラミンマレイン酸塩などが含まれています。

アセトアミノフェンは効き目が穏やかなのが特徴で、小児でも使えます。またNSAIDsのような胃腸への刺激、腎障害、血液凝固能低下などの副作用があまりないため、空腹時や腎機能が悪い人などにも使えます。ただし、大量に服用したりアルコール多飲者の中には、肝臓障害が起こることも報告されています。

NSAIDsと併用もできるうえ、併用すると鎮痛効果を高める可能性があるといわれています。関節炎、尿路結石、痛風、片頭痛などに処方されるほか、一般的な歯痛、月経痛、腰痛や筋肉痛にも効果を発揮します。医療現場では、痛みが強くなったときに使う頓服薬（とんぷく）として処方されることも多い薬です。

試験に出る語句

アセトアミノフェン
解熱鎮痛薬として市販の風邪薬にも含まれる。鎮痛効果は穏やか。カフェインとエテンザミドを合わせたACE処方として使われることがある。

キーワード

頓服
「1日3回」など定期的に服用するものとは別に、急な高熱や痛みが強くなったときに使う解熱薬や鎮痛薬などのこと。

メモ

エテンザミド
サリチル酸（P.134参照）系の鎮痛薬。NSAIDsに分類される。

市販薬の併用も危険
アセトアミノフェンはさまざまな市販薬に入っているため、数種類の市販薬を飲んだ結果、アセトアミノフェンの過剰摂取になる危険があるので注意が必要。

アセトアミノフェンの特徴

アセトアミノフェンは効き目が穏やかで安全性が高い解熱鎮痛薬です。NSAIDsに比べると、炎症を抑える作用はほとんどありませんが、胃腸症状などの副作用が少ないのが特徴です。

処方薬

内服薬：『カロナール』、『コカール』など

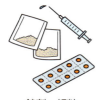
錠剤・細粒

シロップ・ドライシロップ

坐剤：『アンヒバ』、『アルピニー』

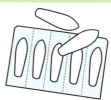

アセトアミノフェンの処方薬には、錠剤やシロップなどの内服薬と座薬のほか、静脈注射用製剤がある。

市販薬

アセトアミノフェンだけの薬（単一処方）

『タイレノールA』、『ラックル』、『小児用バファリンチュアブル』などの鎮痛薬

アセトアミノフェンを含む薬

『バファリンプラス』、『エキセドリンA錠』などの鎮痛薬、総合感冒薬など

アセトアミノフェンを含む市販薬には、鎮痛薬としてアセトアミノフェンだけの処方のものとカフェインなどの成分と混ぜたもの、さらに総合感冒薬などがある。

Athletics Column

ドーピング禁止薬物ではないけれど……

アセトアミノフェンや前項のロキソプロフェンなどは、アンチドーピング使用可能薬リストに入っています。したがってアスリートがこれらの鎮痛薬を使っても問題はありません。ただし、アセトアミノフェンを含む風邪薬（総合感冒薬）には注意が必要です。風邪薬の中には、エフェドリンや一部の漢方薬などの禁止薬物やカフェインなどの監視薬物を含むものがあるので、知らずに使うと取り返しがつきません。いずれにせよアスリートが薬を飲む場合は、毎年更新される使用可能・禁止薬物のリストを確認するとともに、専門的な知識がある医師に相談することが大切です。

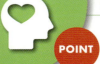

痛みを緩和する方法

最強の鎮痛薬〜オピオイド

POINT
- オピオイドは強力な麻薬性鎮痛薬である。
- 神経の伝達を抑えたり、痛みを抑制する働きを強める。
- 主な副作用は便秘と吐き気である。

神経の伝達を抑え、下行性疼痛抑制系を強める

オピオイドとはオピウム類縁物質という意味で、1つの薬の名前ではありません。オピウムとはケシの実から取ったアヘンのこと、類縁物質とは化学的に似た構造や性質を持つ仲間の物質という意味で、オピオイドは、アヘンの成分からつくったものや、その成分を合成した物質の総称です。オピオイドは強力な鎮痛作用を持ち、がん性疼痛のほか、ほかの鎮痛薬では効果が得られない痛みがある場合などに処方されます。

オピオイドは、脳や脊髄にあるオピオイド受容体に結合することで神経の伝達を抑制したり、または下行性疼痛抑制系（P.118参照）の働きを促進して痛みを抑えると考えられています。

便秘と吐き気の副作用が起こりやすい

副作用は、眠気、めまい、呼吸抑制、便秘、吐き気・嘔吐、体のかゆみなどです。特に便秘と吐き気はがん性疼痛でオピオイドを使う患者さんの多くに見られる副作用で、これらの症状を抑える薬が同時に処方されます。また乱用すると薬物依存を引き起こすことがあり、投与には注意が必要です。

オピオイドの仲間には、モルヒネ、オキシコドン、フェンタニル、コデイン、ペンタゾシンなどがあります。内服薬、注射薬、坐薬のほか、皮膚に貼りつけてゆっくり吸収させるパッチ薬もあります。

 試験に出る語句

オピオイド
麻薬性鎮痛薬。アヘンの成分からつくったものやその類縁物質。中枢神経のオピオイド受容体に結合する。

キーワード

副作用の吐き気
オピオイドには吐き気を起こす作用（催吐作用）がある。ただし吐き気は投与を開始してしばらくすると耐性ができて症状が軽くなる傾向がある。

 メモ

咳止め薬のコデイン
コデインには咳を鎮める作用があるので、咳止め薬の中にはコデイン（リン酸コデイン）が含まれているものがある。

強オピオイド
モルヒネ、オキシコドン、フェンタニルは鎮痛効果が特に強いため、強オピオイドと呼ばれている。

麻薬
「麻薬及び高精神薬取り締まり法」で取り扱いが規制されている薬物。そのうち、医療現場で薬として扱われるものを医療用麻薬としている。オピオイド＝医療用麻薬ではない。

オピオイドの作用メカニズム

オピオイドは、脳や脊髄にあるオピオイド受容体に結合し、神経の伝達を抑制します。また下行性疼痛抑制系を増強する働きもあると考えられています。

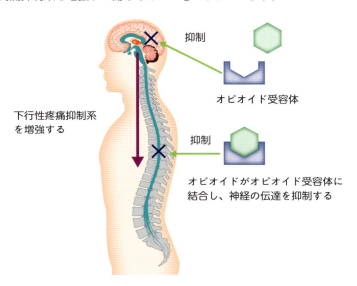

オピオイドの主な副作用

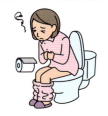

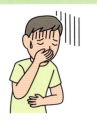

オピオイドの主な副作用は便秘と吐き気である。便秘には予防的に便秘薬を使用する。吐き気は1～2週間で耐性ができて治まってくることが多い。ほかには、眠気、めまい、呼吸の抑制、体のかゆみなどの副作用がある。

● 薬物依存症になる心配は？

オピオイドは麻薬性鎮痛薬なので、無計画に大量に使えば依存症になる可能性はあります。しかし、がん性疼痛などの鎮痛の目的で使う場合、痛みを抑えるのが目的であり、医師の管理下で投与量がきちんと調整されるので、依存症に至る心配はありません。

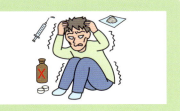

痛みを緩和する方法

オピオイドの例① モルヒネ

POINT
- モルヒネはアヘンから抽出される強力な鎮痛薬である。
- 長期に使っても効かなくなってくることはない。
- 痛みが出てからでなく、痛みが出ないように投与する。

痛みが強ければ上限を気にせず投与できる

モルヒネはアヘンから抽出される物質です。強力な鎮痛・鎮静作用があり、がん性疼痛の緩和などに使われています。使用は法律で規制されているため、市販薬にモルヒネを含むものはありません。

モルヒネ製剤には、内服薬（錠剤、カプセル、顆粒、液剤）、注射液、座薬といった種類と、それぞれに含有量や濃度が違うものがあり、さらに効果が速く表れるもの（速効性）や長時間続くもの（徐放性）など、さまざまな薬があります。『MSコンチン』、『カディアン』、『オプソ』、『アンペック』などが代表的です。

がん性疼痛の緩和が目的の場合、痛みが出てから投与するのではなく、常に鎮痛効果が維持できるように投与量や投与方法が計画されます。徐放性の薬を1日に1～3回程度服用し、その間に痛みが強くなったときに速効性の薬を使うのが一般的です。このように痛みが強くなったときに投与される速効性の鎮痛薬をレスキュー薬といいます。

また病気が進行して痛みが強くなってきたら投与量を増やします。長期に使っていると徐々に効かなくなるのではと心配する人もいますが、モルヒネはそのようなことはなく、投与量にも上限はありません。

モルヒネの副作用は、便秘、吐き気・嘔吐、眠気、呼吸抑制など、ほかのオピオイドと同様です。錯乱やせん妄（意識障害があって頭が混乱しているような状態）、麻痺性イレウス（腸の動きが麻痺してしまうこと）などが起こることもあります。

試験に出る語句

モルヒネ
アヘンから抽出される麻薬性鎮痛薬。強力な鎮痛作用がある。ヘロインはモルヒネからつくられる物質。

レスキュー薬
徐放性のオピオイドなどを使っている状態において、急に痛みが強くなったときに使用される速効性の鎮痛薬。

キーワード

速効性
薬の効果がすぐに表れるもの。急性の激しい痛みがある場合や、がん性疼痛の治療時にレスキュー薬として使われる。

徐放性
徐々に薬の成分が血中に放出されるという意味。効き目が長く続くように錠剤やカプセルが工夫されている。内服時に噛み砕いてはいけない。

メモ

天井効果
オピオイドの中には、投与量を増やしても鎮痛効果が頭打ちになってしまうものがある。このような現象を天井効果という（右ページ上図参照）。

モルヒネの効果

天井効果とは

薬物の投与量と効果の図。効果が頭打ちになることを示すものです。

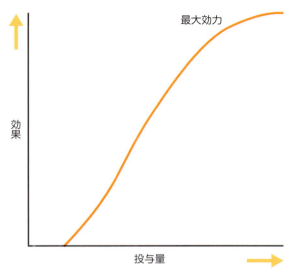

薬物の投与量を増やしていくと、初めは投与量に応じて効果が高くなっていくが、一定量を超えると効果が頭打ちになる。これを天井効果という。モルヒネの場合、天井効果はなく、痛みの悪化に応じて投与量を増やせば、それに応じた鎮痛効果が得られる。

レスキュー薬とは

痛みのレベルと鎮痛薬の働きを示した図。常に痛みがある（グラフの赤い部分）人に対して、それを抑えるだけの鎮痛薬を投与している（グラフの青い線）状態。そこに突然強い痛み（突出痛）が出たとき、鎮痛薬（レスキュー薬）を追加して抑えます。

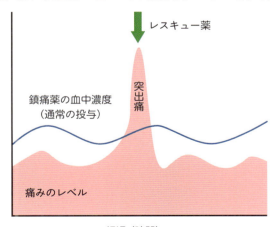

いつものレベルの痛みを抑えられるだけの鎮痛薬を投与している間に、急に強い痛みが生じたとき（突出痛）投与される速放性の鎮痛薬をレスキュー薬という。

痛みを緩和する方法

オピオイドの例② オキシコドン、フェンタニル

POINT
- オキシコドンとフェンタニルはともに強オピオイドである。
- オキシコドンはモルヒネより鎮痛効果が高い。
- フェンタニルには皮膚に貼るパッチ薬のタイプがある。

効き目が強力なオキシコドン

オキシコドンは、アヘンから抽出される物質から合成される麻薬性鎮痛薬です。強力な鎮痛薬で、内服薬の場合、その鎮痛効果はモルヒネよりも強いといわれています。副作用は便秘、吐き気、めまい、眠気などほかのオピオイドと同様です。

錠剤の『オキシコンチン』（徐放性）、散剤の『オキノーム』、注射液の『オキファスト』などの薬があります。

日本より入手しやすい国ではオキシコドンの乱用が社会問題になっています。

パッチ薬があるフェンタニル

フェンタニルは合成のオピオイドで、麻薬に指定されている薬物です。

フェンタニルは消化管から吸収されないため、注射薬と皮膚に貼るパッチ薬、口腔粘膜から吸収する舌下錠として提供されています。パッチ薬は、皮膚に貼っておくとそこから薬が少しずつ吸収され、長時間痛みを緩和するしくみになっています。『デュロテップMTパッチ』、『フェントステープ』などの製品があります。

呼吸抑制、吐き気・嘔吐などの副作用がありますが、ほかのオピオイドより比較的軽度で、便秘がほとんど見られないのが特徴です。便秘がひどくてほかのオピオイドが使えない人、定期的に内服することが難しい人、口から飲むことができない人などにも使えます。

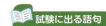
試験に出る語句

オキシコドン
強オピオイド。錠剤や散剤、注射液がある。

フェンタニル
強オピオイド（合成）。パッチ薬としても提供されている。

キーワード

パッチ薬
湿布薬のようなもので、皮膚に貼るとそこから徐々に薬が吸収されて効果を発揮する。フェンタニルのパッチ薬の場合、痛みがある場所に貼るのではなく、吸収に適した場所に貼る。

メモ

フェンタニルも社会問題に
フェンタニルも麻薬として世界に流通してしまっている。海外の有名なミュージシャンが過剰投与で中毒死したケースも報道された。

フェンタニルのパッチ薬の使用方法・注意

貼る場所

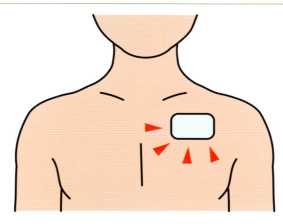

フェンタニルのパッチ薬は、痛む場所に貼るのではない。体毛が少なく、皮膚血流が良く、あまり汗をかかない胸部や腰背部などに貼る。皮膚から吸収された鎮痛薬が血流に入って鎮痛効果を発揮する。

注意事項

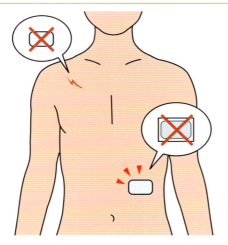

- 傷がある部分は避ける（吸収量が多くなり過ぎる）。
- 貼った部分に熱を加えない。使い捨てカイロ、湯たんぽ、電気毛布、熱い風呂などに注意（吸収量が急に増加してしまう）。
- 貼り替えるたびに場所を変える。

痛みを
緩和する方法

鎮痛補助薬

POINT
- 鎮痛薬の効果を高めたり、副作用を抑える鎮痛補助薬。
- 本来は鎮痛のために開発されたものではない薬。
- 抗うつ薬、抗てんかん薬、筋弛緩薬などが使われる。

本来は鎮痛目的の薬ではない

　鎮痛補助薬は、主な薬理作用には鎮痛作用はないが、NSAIDsやオピオイドなどの鎮痛薬と併用することによって鎮痛効果を高め、特定の状況下で鎮痛効果を示す薬物のことです。これらはもともと痛みを和らげるために開発された薬ではありません。鎮痛補助薬は、がん性疼痛などのつらい痛みに対して強い鎮痛薬を長期に使う場合や、オピオイドなどでもなかなか痛みが取れない場合などに処方されます。

＜主な鎮痛補助薬と特徴＞

　鎮痛補助薬として使われる薬と特徴は以下の通りです。

● 抗うつ薬

　うつ病の治療薬。中枢神経の下行性疼痛抑制系（P.118参照）の働きを活発にすることで鎮痛効果を発揮する。慢性痛、神経障害性疼痛などに処方されることがある。

● 抗てんかん薬

　てんかんの発作を抑える薬。薬によってしくみが異なるが、ニューロンの異常な興奮を抑えて痛みを和らげる。

● 筋弛緩薬

　痛みで筋肉が緊張し、それがまた痛みを助長しているような場合に、筋肉の緊張を和らげるために処方される。

● 抗不整脈薬

　不整脈（脈の乱れ）の治療薬。神経の興奮を鎮めることにより鎮痛効果を発揮するとされる。

● その他

　血管拡張薬、便秘薬、ステロイド、骨粗鬆症の薬など。

試験に出る語句

鎮痛補助薬
鎮痛薬の効果を高めたり、副作用を抑えるために使う薬。本来は鎮痛目的の薬ではないもの。抗うつ薬などがある。

キーワード

骨粗鬆症の薬
ビスホスホネートという薬。がんの骨転移による痛みに効果があるとされる。

メモ

鎮痛補助薬の保険適用
鎮痛補助薬は本来鎮痛目的の薬ではないため、一部を除き、鎮痛のために処方した場合は保険適用が認められない。

鎮痛補助薬の種類

抗うつ薬

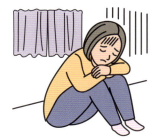

下行性疼痛抑制系の働きを活発にして痛みを鎮める。

抗てんかん薬

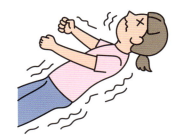

ニューロンの異常な興奮を抑えて痛みを和らげる。

抗不整脈薬

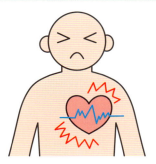

神経の興奮を鎮める。

筋弛緩薬

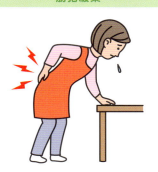

筋肉の緊張を和らげる。

ステロイド

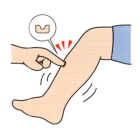

むくみを改善する。
炎症による腫れを抑える。

骨粗鬆症の薬

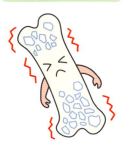

骨転移の痛みなどに。

便秘薬

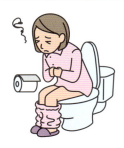

オピオイドの副作用の便秘を改善する。

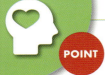

痛みを緩和する方法

その他の薬物

POINT
- 片頭痛にはトリプタン系薬剤が効果的である。
- 帯状疱疹後の痛みなどにはノイロトロピンも。
- 神経ブロック療法には局所麻酔薬が使われる。

片頭痛に効くトリプタン系薬剤など

NSAIDsなど代表的な鎮痛薬以外にも下記のような薬があります。鎮痛効果がある薬とその作用を解説します。

＜その他の鎮痛薬＞

● **トリプタン系薬剤**

片頭痛によく効く薬。拡張した血管の収縮、発痛物質の抑制、痛みの神経伝達のブロックという3段階で片頭痛を改善する。片頭痛に伴う吐き気も抑える。内服薬、点鼻薬、チュアブルタイプ（噛み砕いて服用するタイプ）、注射薬などがある。

● **ノイロトロピン**

ワクシニアウイルス接種家兎炎症皮膚抽出液。ワクシニアウイルスをウサギの皮内に注射し、炎症が起きたところから抽出した物質。**下行性疼痛抑制系**を活発にして痛みを抑えるとされるが、作用のメカニズムは不明。腰痛症、帯状疱疹後の痛み、肩関節周囲炎などに使われる。

● **ケタミン**

鎮痛補助薬にも分類される。脳の大脳皮質に作用して麻酔効果を発揮する。呼吸抑制や血圧低下は起こりにくい。がん性疼痛や神経障害性疼痛、術後痛などに使われる。麻薬に指定されている。

● **局所麻酔薬**

神経ブロック療法（P.150参照）に使われる。ニューロンの電気的信号を伝えるNa^+チャネルをブロックして、痛みの信号が伝わるのを抑える。

試験に出る語句

Na^+チャネル
ニューロンの細胞膜にあり、刺激を受けて脱分極（P.48参照）が起こると開き、細胞外からナトリウムを流入させるゲートのようなもの。

キーワード

ワクシニアウイルス
天然痘のウイルスに近く、昔は天然痘の予防接種である種痘に利用されていたもの。毒性が弱く、さまざまな研究に利用されている。

メモ

ケタミンも麻薬
ケタミンは麻薬性の鎮痛薬だが、オピオイド受容体には作用しないのでオピオイドではない。麻薬であり、特に海外では乱用が社会問題になっている。

その他の薬物

トリプタン系薬剤

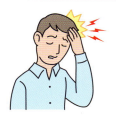

- 片頭痛の薬。
- 拡張した血管の収縮、発痛物質の抑制、神経伝達のブロックで痛みを緩和する。
- 『イミグラン』、『ゾーミッグ』、『レルパックス』などの薬がある。
- 息苦しい、頸やのどの締めつけ感などの副作用がある（トリプタン感覚と呼ばれる）。重篤な副作用はあまりない。

ノイロトロピン

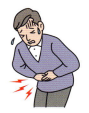

- 腰痛症、帯状疱疹後の痛み、肩関節周囲炎などに。
- ワクシニアウイルス接種家兎炎症皮膚抽出液。
- 下行性疼痛抑制系を活発にして痛みを抑えるとされるがメカニズムは不明。
- 『ノイロトロピン錠』などの薬がある。副作用はほとんどなく安全な薬。発疹、かゆみなどが出ることがある。

ケタミン

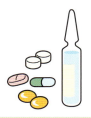

- 麻薬性の鎮痛薬だが、オピオイドではない。
- 大脳皮質に作用して麻酔効果を発揮。大脳辺縁系には作用しない。
- 日本では麻酔薬としての注射薬『ケタラール』がある。
- がん性疼痛や神経障害性疼痛、術後痛などに使われるが、鎮痛目的での使用は保険適用されない。
- 呼吸抑制や血圧低下が起きにくい。

局所麻酔薬

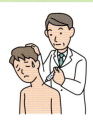

- 神経ブロック療法に使われる。
- ニューロンの電気的信号が伝わるのを抑える。
- 液剤、ゼリー、点眼薬などがある。リドカイン（『キシロカイン』）、メピバカイン（『カルボカイン』）などがある。
- 副作用はほとんどないが、アレルギー性のショックを起こすことがある。

漢方薬による治療

痛みを緩和する方法

POINT
- 慢性痛など心身の不調を伴う痛みに効果的。
- 漢方薬にも副作用があるので専門家の指導で使うこと。
- 緊張性頭痛には葛根湯、脚がつって痛むなら芍薬甘草湯。

痛みを増幅するような症状を緩和する

漢方薬にも痛みを和らげる薬があります。漢方薬は、人の体質を表す「証」に基づき、その人の症状や体調に合わせて処方されます。オピオイドのように強力に痛みを取り除く薬はありませんが、筋肉の緊張やストレスなど痛みを増幅するような症状を和らげ、体を温め、体調を整えることで鎮痛効果をもたらすとされる薬も数多くあります。特に慢性痛の場合は漢方薬を使うこともあります。

漢方薬にも副作用があります。頻度は高くないものの、使い方によっては重篤な副作用が生じることもあるので、専門家に相談しながら注意深く使うことが大切です。

漢方薬には実に多くの種類があり、痛みに対する処方もさまざまなものがあります。

＜痛みを緩和する漢方薬：（ ）内は薬の番号＞

一般的な痛みに対する漢方薬の例は以下の通りです。

● **頭痛**

緊張性頭痛には葛根湯（1）や釣藤散（47）など。葛根湯は肩こりにも。片頭痛には呉茱萸湯（31）や五苓散（17）などが選択される。

● **関節の痛み**

五十肩には二朮湯（88）や薏苡仁湯（52）。腰痛には芍薬甘草湯（68）や八味地黄丸（7、高齢者に）など。芍薬甘草湯は脚がつって痛むときにも効果がある。

● **その他**

月経痛には当帰芍薬散（23）など、帯状疱疹後の痛みには桂枝加朮附湯（18）などが使われる。

試験に出る語句

漢方薬
元は中国医学の一つ。日本で独自に発展した複数の生薬を組み合わせてつくった薬（方剤）がある。方剤には番号がついている。

キーワード

証
いわば体質を示すもの。大きく実証と虚証、中間証に分けられ、その人の証に合わせて処方する。

メモ

漢方薬を扱う病院が増えている
漢方薬は市販薬にもあり、漢方薬局で相談して買うことができる。近年では大きな病院にも漢方外来があり、一般の診療科で漢方薬を処方をするところが増えている。

漢方薬は「証」に基づいて処方される

〈実証〉筋肉質、固太りのタイプ

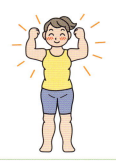

- 筋肉質で固太りの体格
- 血色が良い
- 胃腸が強い。便秘傾向
- 冷たいものを好む
- 暑がりでいつも薄着

〈虚証〉やせていて華奢なタイプ

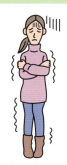

- やせ型、華奢な体格
- 顔色が悪い
- 肌荒れしやすい
- 胃腸が弱い。下痢傾向
- 寒がりでいつも厚着

「証」は大きく実証と虚証に分けられる。この中間を中間証とすることもある。漢方薬はこの証に基づき、症状や体調に合わせて処方される。

痛みに効く主な漢方薬

緊張性頭痛	腰痛・脚がつって痛い	月経痛
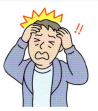	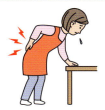	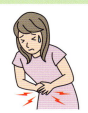
葛根湯など	芍薬甘草湯など	当帰芍薬散など

漢方薬には数多くの種類がある。
同じ部位の痛みでも、急性期とその後では処方を変えることもある。
副作用もあるので、専門家に相談しながら注意深く使うことが大切。

第4章 痛みを緩和する方法　漢方薬による治療

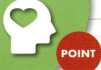

痛みを緩和する方法

神経ブロック療法

POINT
- 局所麻酔薬などを注入し、痛みの伝達をブロックする。
- 使う薬物や注入する場所によって多くの種類がある。
- ピンポイントで除痛でき、痛みの悪循環を断ち切れる。

痛みを伝える神経をブロックする

　局所麻酔薬などを神経の周辺にに注入し、痛みの情報が脳に伝えられるのをブロックするのが神経ブロック療法です。注入する薬剤の種類と注入する場所によってさまざまな方法があります。硬膜外ブロック（P.152参照）は脊髄を包む膜のうち一番外側の硬膜の外側に薬液を注入し、その部分の脊髄神経が支配している領域の痛みを取る方法です。星状神経節ブロック（P.154参照）は頸にある星状神経節と呼ばれる交感神経の神経節に薬液を注入し、交感神経の興奮を鎮めます。

神経ブロックの長所

　最大の長所は痛む場所にピンポイントで効くことです。内服薬や点滴の場合、鎮痛薬は血中に入って全身を回るうちに効果が表れるのに対して、神経ブロック療法では直ちに痛みが緩和されます。中には1回で痛みが消えてしまう人もいます。また一時的であっても、痛みが消えることで痛みの悪循環を断ち切れるのも長所の一つです。ブロック療法の後、時間が経てば麻酔が切れて痛みは元通りに復活するはずなのに、前より軽くなっているというケースも少なくありません。

　内服薬の中には胃腸を刺激するものがありますが、胃腸を通さない神経ブロック療法では胃腸の副作用はありません。また、血中に入って体を回る薬物は、長期間使うと代謝や排泄のため肝臓・腎臓に負担をかけますが、ブロック療法ならそのようなこともほとんどありません。

試験に出る語句

神経ブロック療法
局所麻酔薬などを神経節などに注入し、痛みの伝達を遮断（ブロック）する方法。

キーワード

痛みの悪循環
痛みによって交感神経が興奮し、血管が収縮、筋肉が緊張し、局所血流が低下、発痛物質が放出されて痛みが生じる。その結果、血管収縮と筋緊張が起き……と悪循環に陥る。

メモ

ペインクリニックでの治療
ペインクリニックでは積極的に痛みを緩和するため、神経ブロック療法も中心的な治療法と位置づけられる。

神経ブロック療法の種類

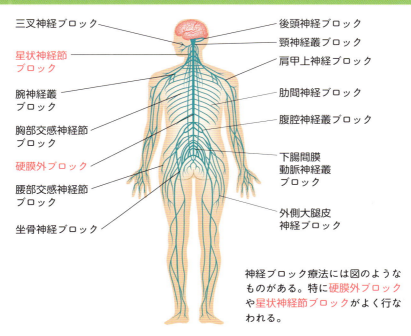

- 三叉神経ブロック
- 星状神経節ブロック
- 腕神経叢ブロック
- 胸部交感神経節ブロック
- 硬膜外ブロック
- 腰部交感神経節ブロック
- 坐骨神経ブロック
- 後頭神経ブロック
- 頸神経叢ブロック
- 肩甲上神経ブロック
- 肋間神経ブロック
- 腹腔神経叢ブロック
- 下腸間膜動脈神経叢ブロック
- 外側大腿皮神経ブロック

神経ブロック療法には図のようなものがある。特に硬膜外ブロックや星状神経節ブロックがよく行なわれる。

神経ブロック療法の長所と短所

神経ブロック療法

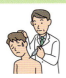

長所
- ピンポイントで効く
- 胃腸への刺激がない
- 肝臓・腎臓にほとんど負担をかけない

短所
- 受けられるのがペインクリニックに限られることがある
- 針を刺すため痛みがある
- 出血、感染、組織の損傷などの副作用が起こることがある

薬物療法

短所
- ピンポイントで効くものではない
- 胃腸を刺激する薬がある
- 代謝・排泄のため肝臓・腎臓に負担をかける

長所
- 一般の内科などでも受けられる
- 内服には痛みを伴わない
- 出血や感染は起こらない

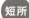

第4章 痛みを緩和する方法　神経ブロック療法

痛みを緩和する方法

硬膜外ブロック

POINT
- 硬膜外腔に局所麻酔薬を注入する方法。
- 脊髄神経に作用して痛みを取り除く。
- 頸部、胸部、腰部、仙骨部の硬膜外ブロックがある。

脊髄でなく脊髄神経をブロックする

　硬膜外ブロックは、硬膜外腔に局所麻酔薬を注入して鎮痛を図る方法です。脊髄は内側から軟膜、くも膜、硬膜という3層の膜に包まれており、この硬膜の外側にあるほんの少しの空間が硬膜外腔です。硬膜外腔に薬を注入すると、ここを通過して脊髄に出入りする脊髄神経がブロックされて痛みが取れます。つまり、これは脊髄に麻酔薬を打つというわけではありません（脊髄に針を刺したら運動機能や感覚に障害が起きてしまいます）。

　局所麻酔薬は、痛む部位を支配する脊髄神経が出入りするところに注入します。頸部、胸部、腰部、仙骨部の硬膜外ブロックがありますが、腰部や仙骨部は手技が比較的簡単なのに対して、頸部や胸部は脊柱の構造的に針を刺すのが難しいため、主に専門のペインクリニックなどで行なわれています。

硬膜外ブロックの方法（腰部の場合）

　患者は横向きに寝て、膝を抱えるようにして腰を丸めます。こうすることで腰椎と腰椎の間を広げて針を刺しやすくするのです。針を刺すところの皮膚を消毒したら、まず皮膚にブロック用の針を刺すときの痛みを和らげるための麻酔をします。

　次にブロック用の針を腰椎と腰椎の間に刺し、感触や抵抗を感じながら針先を硬膜外腔まで進め、薬を注入します。注入後、患者はしばらく横になったまま休みます。血圧も下がるため30分程度、安静にしましょう。

試験に出る語句

硬膜外ブロック
硬膜外腔に局所麻酔薬を注入して痛みを取り除く方法。痛みがある場所を支配する神経が出入りするところに麻酔薬を注入する。

硬膜外腔
脊髄と脳を覆う3層の膜、軟膜、くも膜、硬膜のうち、硬膜の外側の空間。

キーワード

脊髄と脊髄神経
脊髄は中枢神経に属し、脊柱管の中を通っている。そこから出入りする末梢神経が脊髄神経。

メモ

仙骨部のブロック
仙骨部のブロックの場合は、うつ伏せに寝て殿部の下に当て物をして腰を高くして行なう。

硬膜外ブロックとは

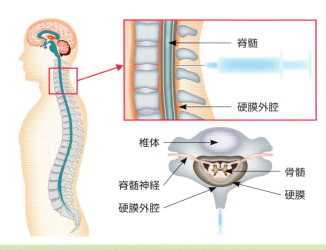

例えば肩の辺りが痛いとき、そこを支配する脊髄神経が脊髄に出入りする頸椎の硬膜外腔に局所麻酔薬を注入する。するとそこを通過する脊髄神経がブロックされ、痛みが和らぐ。

硬膜外ブロックの方法

腰部の場合

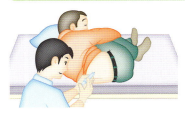

患者は横向きに寝て、膝を抱えて腰を丸める。皮膚を消毒し、局所麻酔をしてから、腰椎の間に針を刺して麻酔薬を注入する。終了後は30分程度横になったまま休む。

仙骨部の場合

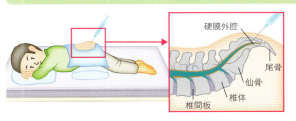

うつぶせで腰を高くし、尾骨側から針を刺す。

痛みを緩和する方法

星状神経節ブロック

POINT
- 星状神経節は頸部にある交感神経節である。
- 星状神経節の近くに局所麻酔薬を注入してブロックする。
- 頭から腕までの血流を促進し、痛みの悪循環を断ち切る。

交感神経節をブロックして痛みを取る

　星状神経節は頸部にある神経節です。神経節とは中枢神経以外の場所でニューロンの細胞体が集まっている場所のことで、星の形をしているのでこの名前がついています。これは自律神経の交感神経の神経節で、頭、顔、頸、肩、腕の血管を支配しています。星状神経節ブロックは、この部分を局所麻酔薬でブロックし、痛みを取り除く治療法です。

　ただし、神経節そのものに針を刺して麻酔薬を注入するのではありません。ニューロンの細胞体の集まりである神経節に針を刺してしまったら、細胞が壊れて障害が起きてしまいます。星状神経節ブロックでは、神経節のすぐ近くに局所麻酔薬を注入し、神経に麻酔薬を浸透させて全体的にブロックします。このようなブロックをコンパートメントブロックといいます。

　星状神経節ブロックをすると、まぶたが垂れ下がり（眼瞼下垂）、瞳孔が縮小し（縮瞳）、結膜が充血するホルネル徴候という症状が現れます。また頭から頸、腕にかけての血管が開き、血流が増加します。そして血流の改善が筋緊張や発痛物質の放出などの痛みの悪循環を断ち切り、痛みを緩和します。頭や顔の神経痛、頸部の脊柱管狭窄症や椎間板ヘルニアなどによる痛みの緩和に効果があります。

　目的以外の神経がブロックされ、声がかすれる、腕が重くなるなどの副作用が起こることがありますが、麻酔薬が切れれば治ります。重い副作用が出るのはごくまれです。

試験に出る語句

星状神経節ブロック
頸部にある星状神経節の周囲に局所麻酔薬を注入し、神経を全体的にブロックする。頭から腕の血流が促進される。

星状神経節
頸部にある交感神経節で、星形をしている。

キーワード

コンパートメント
区切り、区画、仕切られた客室などの意味の言葉。

メモ

星状神経節ブロックの副作用
声がかすれるのは近くを走る反回神経の麻痺、腕が重くなるのは腕神経叢のブロックのため。ほかに皮下出血、血管への麻酔薬の注入による痙攣や意識障害などの副作用が出ることがあるが、麻酔薬が切れれば治る。

星状神経節とは

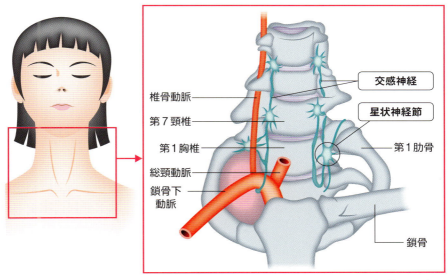

星状神経節は、頸部にある交感神経の神経節。ブロック療法では、周囲の別の神経がブロックされたり、麻酔薬が血管に入るなどの副作用が起こることがある。

星状神経節ブロックの方法

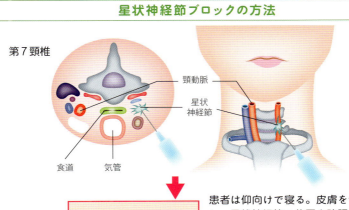

患者は仰向けで寝る。皮膚を十分に消毒し、星状神経節の位置を確認して針を刺し、麻酔薬を注入する。刺した所はしっかり止血する。施行後に現れるホルネル徴候は、うまくブロックできたことの証明になる。

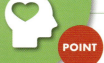

痛みを緩和する方法

トリガーポイント注射

POINT
- 硬く凝った筋肉にある発痛点に局所麻酔薬などを注射する。
- 硬くなったトリガーポイントを緩めて痛みを緩和する。
- 痛みの悪循環を断ち切り筋肉の緊張を解いて痛みを和らげる。

発痛点を緩めて痛みの悪循環を断ち切る

　筋肉が硬く凝って痛みがあるような状態のとき、指で押すとそこに強い痛みが生じたり、**関連痛**が起こる点を**トリガーポイント**といいます（P.78参照）。そしてそこに局所麻酔薬などを注射する方法が**トリガーポイント注射**です。ひどい肩凝りによる痛み、筋肉の疲労による背中や腰の痛みなどに効果があります。筋肉に注射をする方法なので、神経ブロック療法ではありませんが、局所的に痛みの伝達を抑えるので、神経ブロック療法の一つに分類されていることがあります。

　トリガーポイント注射は、**筋線維**が攣縮（れんしゅく）して硬くなっているトリガーポイントを緩め、痛みを緩和することで、痛みの悪循環を断ち切る効果が期待できます。局所の痛みを緩和することで筋肉全体の緊張が和らぎ、筋肉の血流が促進され、発痛物質が洗い流されて痛みが軽くなります。

トリガーポイント注射の方法

　薬は局所麻酔薬か、それに炎症を抑えるステロイドを加えたものなどを使い、注射針は細いものを選びます。患者に**発痛点**（押すと一番痛む点）がどこかを示してもらい、実際に押してみて痛みが出るか、トリガーポイントに違いないかを確認します。そして確認したポイントの皮膚を消毒した後、針を刺します。少し進め、プツンという感触があって**筋膜**を貫いたことを確認したら、そこに薬を注入します。トリガーポイントに当たっていれば、患者は「響きます」などと答えます。

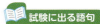
試験に出る語句

トリガーポイント注射
硬く凝った筋肉にある発痛点に局所麻酔薬などを注射して痛みを和らげる方法。痛みの悪循環を断ち切って鎮痛を図る。

キーワード

トリガーポイント
凝った筋肉にあり、押すと強い圧痛を生じ、離れた所に関連痛を生じる点。発痛点ともいう。

メモ

指圧でも痛みが和らぐ
症状が軽ければ、トリガーポイントを指などで押してもみほぐすだけでも、ある程度の疼痛緩和が可能。

● トリガーポイント注射と治療に使われる代表的なポイント

トリガーポイント注射の例

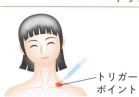

トリガーポイントを確認し、そこに局所麻酔薬などを注射する。
硬くなったトリガーポイントを緩めて痛みを緩和すると、筋肉の緊張がとけて血流が促進され、発痛物質が洗い流されて痛みが緩和される。トリガーポイント注射は、痛みの悪循環を断ち切る治療である。

首や肩の痛みを緩和するトリガーポイント

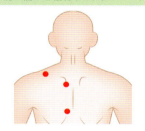

腰の痛みを緩和するトリガーポイント

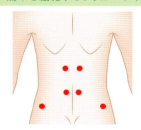

トリガーポイント注射が効果的な痛み

肩凝り・頸の痛み

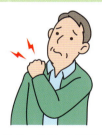

腰痛

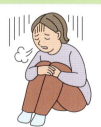

お尻から足の（筋肉の）痛み

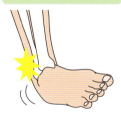

トリガーポイント注射は、肩凝りや腰痛など、日常的な痛みに効果がある。

Athletics Column
トリガーポイントには自発痛がない

トリガーポイントは押してみて初めて痛みが出るため、多くはその存在を自覚していません。激しいスポーツなどで筋肉の張りや凝りを感じているとき、ウェブサイトや書籍などで公開されている図を参考にトリガーポイントを探ってみると、強い痛みを伴う点を発見することができます。

痛みを緩和する方法

理学療法の概要

POINT
- 運動機能に問題がある人の機能回復を図る治療。
- 痛みで緊張した筋肉をほぐし、血流を促進して鎮痛をはかる。
- 皮膚に温熱や触覚の刺激を与え、痛みを緩和する。

運動や物理的刺激で機能回復を図るリハビリ

　理学療法とは、主に運動機能に問題がある患者に対して、運動や物理的な刺激によって機能の回復と維持を図るリハビリテーションのことです。痛みによって硬く緊張している筋肉をほぐし、血流を改善することで痛みを緩和する効果が期待できます。また痛みで縮小した関節可動域を広げたり、歩行などの基本的な運動機能を維持、向上させます。そしてこれらの治療により、痛みの悪循環を断ち切って総合的に痛みを緩和していきます。

<痛みに対する理学療法と特徴>

　痛みに対して行なわれる理学療法には以下のようなものがあります。

● **運動療法**（P.160～P.161 参照）

　対象の症状や運動機能に応じた各種運動や体操、ストレッチング、可動域訓練、筋力トレーニングなど。

● **物理療法**（P.162～P.163 参照）

　物理的な刺激を利用する治療やケアのこと。アイスパックや氷嚢（ひょうのう）、極低温空気などで患部を冷やす<u>寒冷療法</u>や、ホットパック、パラフィン浴、赤外線治療器などによって患部を温める<u>温熱療法</u>を行なう。また患部やその周辺の皮膚、硬くなった筋肉に手などでマッサージを行ない、血流促進を図り痛みを緩和する。

● **その他**

　水圧によるマッサージや水中運動などの<u>水治療法</u>、脊椎間などの減圧を図る<u>牽引療法</u>、四肢や体幹の安静を図るための<u>装具療法</u>などが行なわれる。

試験に出る語句

理学療法
リハビリテーション。運動療法や、温熱、水、光などの物理的な刺激によって運動機能の回復、維持、増進を図る方法。

キーワード

極低温空気
－50～－180℃の乾燥した冷気を局所に当てる。冷却後に局所の血流が促進されるのを利用する。

メモ

状態を見極めて治療法を選択
冷却がよいのか、温めた方がよいか、動かした方がよいのか安静が必要かなど、正反対の治療法があるので、痛みの状態を見極めて選択しないと逆効果になることがある。

理学療法の種類

理学療法とは、運動や温熱、水、光などの物理的な刺激によって主に運動機能の回復を図る方法です。

運動療法

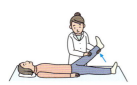

各種運動や体操、歩行訓練、ストレッチング、可動域訓練、筋力トレーニングなど。

寒冷療法

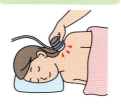

アイスパックや氷嚢、極低温空気などで患部を冷やす。

温熱療法

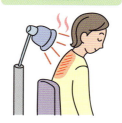

ホットパック、パラフィン浴、赤外線治療器などによって患部を温める。

マッサージ

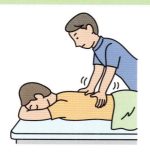

患部やその周辺をマッサージする。

水治療法

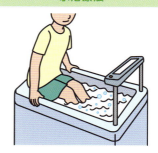

水圧によるマッサージや水中運動など。

牽引療法

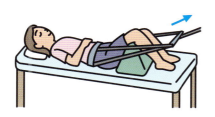

牽引して脊椎間などの減圧を図る。

装具療法

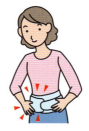

四肢や体幹の安静を図るコルセットなどの装具。

第4章 痛みを緩和する方法　理学療法の概要

159

痛みを緩和する方法

運動療法

POINT
- 各種運動やストレッチング、筋力トレーニングなどを行なう。
- 五十肩や膝の痛みには運動療法が痛みの緩和に効果的。
- 過度になると痛みが増すことになるので注意が必要。

痛みと病状に合わせて適切な運動を

　運動療法には、ウオーキングやジョギングなどの**有酸素運動**、**筋力トレーニング**、**ストレッチング**や**関節可動域訓練**、**筋弛緩訓練**などのほか、アスリートでは専門とする種目のトレーニングも必要になります。

　痛みに対する運動療法の目的は、痛みによって緊張した筋肉をほぐすこと、緊張や痛みによって縮小した関節可動域を拡大すること、局所の血流を促進すること、痛みをきっかけに低下した筋力を向上させ、運動機能を回復することなどです。特に、肩凝りなどによる痛み、一般的な腰痛、五十肩、腰部椎間板ヘルニア、脊柱管狭窄症、関節リウマチなどによる痛みに効果的です。ただし運動の強度や頻度が過度になると、痛みが悪化したり新たな障害を生じる危険もあるので、医師や運動療法の専門家の管理下で慎重に行なうことが大切です。

五十肩や膝の痛みの運動療法

　五十肩は動かさないでいると悪化します。痛みが強い場合は**神経ブロック療法**などで痛みを取り除き、右ページ下図のような運動で肩関節を動かすようにします。初めは**他動的**に動かすようにし、痛みが軽くなってきたら可動域を広げつつ、**自動的**な運動を増やしていきます。

　加齢による**膝の痛み**には、**大腿部**の**筋力トレーニング**が有効なことが分かっています。椅子に深く座り、片方の脚を前方に伸ばすように持ち上げ、5秒ほど停止させ、ゆっくり下ろす運動を繰り返します。

試験に出る語句

運動療法
運動によって疾患や機能障害などを改善、回復させる方法。糖尿病の運動療法や脳卒中後のリハビリテーションなど。

キーワード

筋弛緩訓練
筋緊張が強くなりがちな人に対して、自分の意思で筋肉を緩め、その状態を維持できるようにするトレーニング。

メモ

ロコモティブシンドローム
運動器症候群。運動器の機能障害や痛みで、立つ、歩くなどの活動が困難になり、進行すると要介護状態になる可能性があるもの。通称「ロコモ」。運動療法で予防・改善することが大切。

運動療法の種類

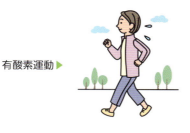
◀ 有酸素運動

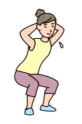
◀ 筋力トレーニング

ストレッチング ▶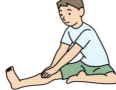

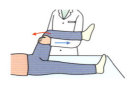 ◀ 関節可動域訓練

運動療法には、歩行訓練、有酸素運動、筋力トレーニング、ストレッチング、関節可動域訓練、筋弛緩訓練などがある。患者の痛みの程度、障害や疾患の状態、運動療法の目的に合わせて適切に行なう必要がある。

五十肩の運動療法の例

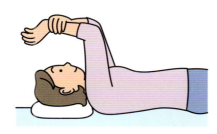

痛みで動かせない場合は神経ブロック療法などで痛みを取り除いて関節を動かす。初めは他動的に、徐々に可動域を広げ、自動的な運動を取り入れていく。

膝の痛みに対する運動療法

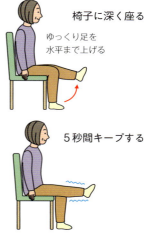

椅子に深く座る
ゆっくり足を水平まで上げる

5秒間キープする

加齢などによる膝の痛みには大腿四頭筋の訓練が有効。椅子に深く座り、足を持ち上げて維持する運動を繰り返す。

161

物理療法

痛みを緩和する方法

POINT
- 物理的刺激によって機能回復や痛みの緩和を図る方法。
- 寒冷療法は急性期の、温熱療法は慢性期の痛みに効果的。
- 状態に合わせて水治療法、マッサージなどが行なわれる。

熱や光、手や器具による刺激を利用した治療法

理学療法のうち、手や器具などによる圧力、熱（温・冷）、水、光などの**物理的刺激**を利用して機能回復や痛みの緩和を図る方法を**物理療法**といいます。

＜主な物理療法と痛みに対する効果＞

痛みの緩和を目的とした主な物理療法と特徴は以下の通りです。

● **寒冷療法**

患部を冷やすこと。氷嚢、アイスパック、冷気などを利用する。一般に外傷などの**急性期の痛み**、**炎症による痛み**には寒冷療法が有効。冷却終了後の局所の血流促進が発痛物質の洗い出しや組織の修復に効果をもたらす。

● **温熱療法**

患部を温めること。ホットパック、約55℃に保ったロウに患部をつけて皮膚をロウで覆い、その後タオルで保温するパラフィン浴、赤外線治療器などを使った方法などがある。一般に**急性期を過ぎた外傷**や**慢性痛**などには温熱療法が有効。血流促進、筋緊張の緩和などを図る。

● **水治療法**

水の抵抗や水圧、浮力などを利用して機能回復を図る方法。四肢の温浴やプールでの歩行など。筋緊張を緩める効果が高い。水温を変えれば冷・温刺激ともにできる。

● **マッサージ・牽引療法**

マッサージは、触覚による痛みの抑制、血行促進、筋緊張の緩和などの効果がある。牽引療法は椎間板や関節の障害に対して関節部の減圧を図るために行なわれる。

 試験に出る語句

物理療法
温熱、光、水、手や器具による圧力・接触など物理的な刺激によって機能回復や痛みの緩和を図る治療法。マッサージ、温熱療法などがある。

 キーワード

温熱療法
やけど（低温やけどを含む）に注意が必要。深部を温める超音波療法や超短波療法などもある。

メモ

水中運動の効果
水中では関節や筋肉に体重の負荷がかからないため、肥満者や高齢者の腰痛や膝の痛みなどに対しても運動療法ができる。浮力によって筋肉の緊張が緩和され、無理なく運動できるのが利点。

物理療法の種類と特徴

寒冷療法

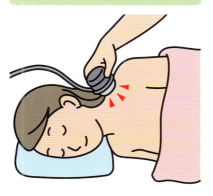

冷却により局所の血管を収縮させ、炎症を抑え、痛みの伝達を抑制して痛みを緩和する。冷却をやめると局所の血流が促進され、発痛物質を洗い流し、組織の修復を促進して治癒を促す。

温熱療法

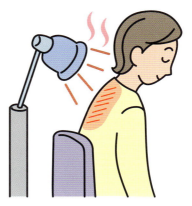

温めることで局所の血行を促進し、筋肉の緊張を緩めて痛みを緩和する。慢性の肩凝りや腰痛、五十肩などに効果的。

マッサージ

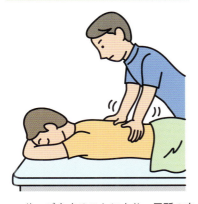

マッサージをすることにより、局所の血行が促進され、筋肉の緊張が和らいで痛みが緩和する。また触覚の刺激を与え、痛みの伝達を抑制する効果も期待できる。トリガーポイントのマッサージによって痛みを緩和する方法もある。

牽引療法

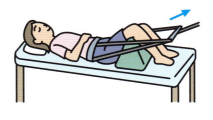

座位で頸椎を牽引する方法や、臥位で体幹や下肢を牽引する方法などがある。関節にかかる負荷を減圧し、神経への圧迫を軽減したり、周辺の筋肉の緊張を緩和することで痛みを軽減する。

痛みを緩和する方法

心理療法

POINT
- 心理的要因が関係する痛みには心理療法も行なわれる。
- 認知や行動のゆがみを修正する認知行動療法も効果がある。
- 自律訓練法や呼吸法などで心身のリラクセーションを図る。

心因性の痛みに対して行なわれる治療法

心理的要因で痛みが続いたり増幅されたりしている場合に、心理療法が行なわれることがあります。必要に応じて薬物療法や神経ブロック療法などと並行して、精神科や心療内科などの医師や臨床心理士が患者のカウンセリングを行なったり、認知行動療法、自律訓練法などの治療を行ないます。

認知行動療法とは、ものごとに対するとらえ方や考え方（認知）のゆがみを修正する認知療法と、望ましくない行動に注目し、行動を制御できるようにする行動療法の理論や方法が一緒になったものです。痛みがある現状をどのようにとらえ、痛みに対してどのように対処していくかを専門家と一緒に考えたり実践しながら、痛みや日常生活について、自分でコントロールできると感じられる（自己効力感）ようにしていきます。

自律訓練法は、「とても落ち着いている」「手足が重い」「手足が温かい」などと考えながら、心身のリラクセーションを図り、自己催眠状態に導く方法です。ストレスや不安の軽減、抑うつ状態の改善などに効果があるといわれています。

ほかに、普段は意識しない心拍や血圧などの生体機能を音や映像に表して、それを意識しながらそれらの機能をコントロールしようとするバイオフィードバック療法や、さまざまな呼吸法によるリラクセーション、家族も一緒に痛みや悩みを共有する家族療法など、さまざまな心理療法が行なわれています。

 試験に出る語句

心理療法
心理的要因に対して、カウンセリングや、認知・行動の修正などの方法で治療を行なうもの。痛みに心理的要因がかかわっている場合には心理療法が行なわれることがある。

 キーワード

自己効力感
自分でコントロールできると思えること。痛みも自分でコントロールできると感じられると痛みの感じ方が軽くなることがある。

 メモ

アロマテラピーも効果的
日常的なストレスや不安などに対しては、好きな香りでリラクセーションを図るアロマテラピーも効果的である。ただしアロマテラピーは痛みを治療したり、うつ状態などの問題を治すものではない。

痛みと心理療法

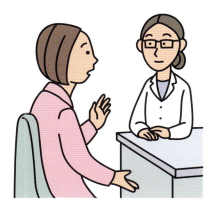

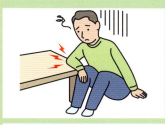

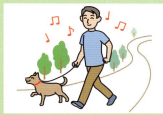

心因性疼痛や、不安やストレスなどの心理的要因が痛みを増幅していると考えられるときなどは、心理療法が行なわれることがある。

痛みで何もできないと悩んでいる状態から、痛みを抑えて好きなことができると思えるように導くことも効果的。

自律訓練法とは

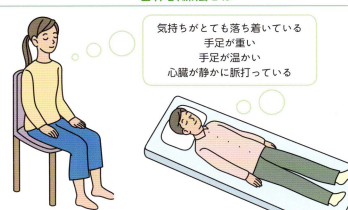

気持ちがとても落ち着いている
手足が重い
手足が温かい
心臓が静かに脈打っている

自律訓練法は、座位か臥位で全身をリラックスさせ、「右手が重い」「左足が温かい」などと考えながら、自己催眠の状態に導いていくもの。ストレスや不安の軽減などに効果があるといわれる。

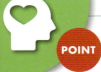

痛みを緩和する方法

その他の治療法① 外科的治療

POINT
- ヘルニアやがんなど痛みの原因疾患を手術で治す。
- 痛みを伝える神経を切る手術は近年はあまり行なわれない。
- 神経の電気刺激で痛みを緩和する装置を埋め込む手術がある。

痛みの原因疾患の治療で行なわれる手術

　痛みを緩和または取り除く目的で**手術**をするケースには、神経を圧迫している椎間板の除去など痛みの原因となっている病気の治療と、痛みを伝えている神経に対する処置としての手術があります。

　痛みの原因となる病気を治療するために行なう手術は、外傷や病気によっていろいろです。**骨折**や**筋・腱断裂**、**関節軟骨**や**半月板の損傷**の手術、**関節置換術**、**心臓**、**脳**、**胃腸**、**肺**などの臓器の手術、**がん**の手術などがあります。最近では、どの手術も入院期間が短くなったり、**内視鏡**などを使った負担の少ない手術が増えています。手術が成功すれば、悩まされていた痛みからも開放されます。

痛みを伝える神経に対する手術

　薬物療法や神経ブロック療法などでもなかなか痛みが消えないケースに手術を行なうことがあります。以前は痛みを伝える神経を切断する手術が行なわれたこともありましたが、神経を切ったことで新たな痛みが出てくるケースがあり、近年ではあまり行なわれなくなっています。最近は、弱い電流で神経を刺激して痛みを取る装置を手術で埋め込む**脊髄電気刺激療法**の**硬膜外電極埋め込み術**が行なわれています。これは電極の先を脊髄の硬膜外腔に留め置いて、そこにつながる電気刺激装置を腰の辺りの皮下に埋め込む手術です。硬膜外腔に電気刺激を送るリモコン（コントローラー）は患者が持っていて、痛みがつらいときにスイッチを押して神経を刺激できるしくみです。

 試験に出る語句

脊髄電気刺激療法
脊髄の硬膜外腔に電気刺激を送って痛みを取る方法。X線で観察しながら、電極の先を脊髄の硬膜外腔に置き、電気刺激装置を皮下に埋め込む（硬膜外電極埋め込み術）。外部のリモコンで電気刺激を送ると痛みが緩和される。

 キーワード

神経などの切断
脊髄後根や脊髄の一部を切ったり、脳幹や間脳、大脳の一部を切ったり破壊したりする手術。さまざまな方法があるが、副作用が重大なものもあり近年はあまり行なわれない。

 メモ

内視鏡手術
関節内の軟骨除去などの手術は内視鏡で行なわれることが多い。傷が小さく、入院期間が短くてすむ。アスリートの場合、競技復帰までの期間も短縮されてきた。

痛みの原因となる外傷や病気の手術

痛みの原因となっている病気や、関節軟骨・半月板の損傷、椎間板ヘルニアなどに対しては、外科的治療を行ない、痛みを緩和、除去します。

関節鏡手術

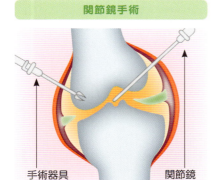

関節腔内に関節鏡（関節用の内視鏡）や手術器具を入れ、痛みの原因を取り除く。傷口が小さく、関節への負担も軽い。

椎間板ヘルニアの手術

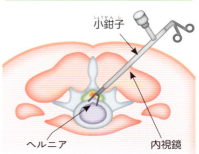

図は内視鏡を入れて神経を圧迫している椎間板の髄核を小鉗子で取り除く手術。皮膚を切開して直視下で切除する方法やレーザー治療などもある。

脊髄電気刺激療法

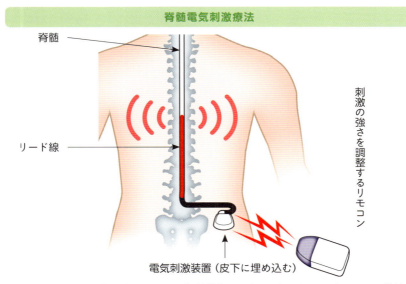

脊髄の硬膜外腔に電極の先を置き、電気刺激装置を皮下に埋め込む。痛いときは体外のリモコンで患者自ら電気刺激を送り、痛みを緩和する。定期検診と電池交感（5〜10年ごと）が必要。

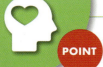

痛みを緩和する方法

その他の治療法② レーザー治療

POINT
- 痛みの治療には低出力のレーザーを使うため苦痛はない。
- トリガーポイントや神経節などにレーザーを照射する。
- 血行促進、神経の興奮抑制、発痛物質の代謝促進などの効果がある。

低出力のレーザーを発痛点などに照射する

レーザーは、単一の波長で同じ位相（1つの周期中の波動の位置）の電磁波で、真っすぐ進み、1点に集中させやすいという特徴があります。いろいろな波長のものがあり、医療用としては手術で組織を焼くものや、あざを薄くしたり脱毛をするレーザー、花粉症の症状を改善する治療用など幅広く利用されています。

痛みに対しては、組織を焼くような強いレーザーではなく低出力のレーザーを使います。低出力で皮膚や組織への刺激が少ないので照射自体に苦痛はなく、副作用や合併症もほとんどありません。

トリガーポイント（P.78、P.156参照）や、星状神経節（P.154参照）など神経ブロック療法で局所麻酔薬を注射する部位に照射したり、帯状疱疹後の神経痛などには神経に沿って照射します。レーザーの強さや照射部位、目的などによって異なりますが、低出力レーザーの照射時間は10分程度です。

レーザーの痛みに対する効果

レーザー照射により、局所の血流が改善し、発痛物質の代謝が促進され、損傷した組織の修復が促されます。また痛みを伝える神経や交感神経の興奮を抑えて痛みを緩和します。下行性疼痛抑制系（P.118参照）を活性化する効果もあるといわれています。

刺激が少ないため鎮痛効果もマイルドで、継続して治療を受けることで効果が表れます。

試験に出る語句

レーザー治療
手術に使うレーザーメス、あざなどを消す治療、花粉症治療、脱毛などに利用されている。痛みに対しては低出力のレーザーを使う。

キーワード

レーザー（LASER）
Light Amplification by Stimulated Emission of Radiation の頭文字。「誘導放射による光の増幅」と訳される。

メモ

神経ブロック療法より怖くない
星状神経節への神経ブロック療法（注射）では、出血や血管内への注入などの副作用があるが、レーザー照射ではそれらの副作用はなく、針を刺す痛みもない。

レーザーとは何か

レーザーは、波長が単一で同じ位相の電磁波。真っすぐに進み、集中させやすい（収束性がよい）といえます。

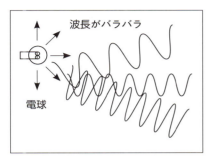

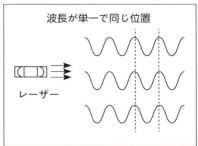

レーザー治療

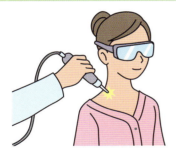

トリガーポイントへの照射

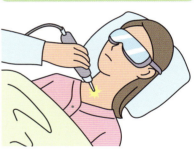

星状神経節への照射

レーザー照射には血行促進、発痛物質の代謝促進、神経の興奮の抑制などの作用があり、鎮痛効果が期待できる。神経ブロック療法より効果は穏やかである。

Athletics Column
アスリートにおすすめのレーザー治療

　レーザー治療は、ブロック注射のような薬物を使わず針を刺すこともないので、アスリートにも気軽に利用されています。けが自体は治っているはずなのに膝やアキレス腱、腰などに痛みが残っているようなときは、レーザー治療や次項の光線療法を考えてもよいかもしれません。また、春先に花粉症に悩まされてパフォーマンスに支障が出る人はレーザー治療を選択肢に入れてもよいでしょう。痛みの緩和用のものとは違うタイプのレーザーを鼻粘膜に当て、粘膜の過敏性を抑えて症状を緩和します。完全に症状が消えるとは限りませんが、薬を飲まなくても済む程度によくなる人も多いようです。

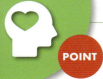

痛みを緩和する方法

その他の治療法③ 光線療法

POINT
- 近赤外線を高出力で患部に当てる直線偏光近赤外線治療。
- キセノン光線を当てる治療はより深くまで到達する。
- 光線療法は効き目が穏やかで心地よく温まるのが特徴。

穏やかに患部を温める治療法

前項のレーザー治療も光線療法の一つですが、ほかにも近赤外線などの光を利用した鎮痛法があります。方法や鎮痛の機序、治療自体に痛みがないことなどはレーザー治療とほぼ同様です。また効き目は穏やかで、神経ブロック療法のような速効性はないものの、何回か繰り返すと徐々に効果が表れます。

＜光線療法の種類と特徴＞

レーザー治療以外の光線療法には以下のようなものがあります。

● **直線偏光近赤外線治療**

赤外線は可視光よりも波長が長い電磁波のことで、そのうち可視光（赤）に近いものを近赤外線という。近赤外線は家庭用リモコンなどにも使われている。その近赤外線を高出力で直線的に収束して患部に当てるのがこの治療法。近赤外線は体の比較的深いところまで到達するのが特徴。患部が穏やかに温まり、筋の緊張を和らげ、血行を促進し、発痛物質を洗い流して鎮痛効果を発揮する。

● **キセノン光治療**

キセノン（Xe）という物質を利用して発生させた光線による治療法。キセノン光線はレーザー光のように単一の波長ではなく、さまざまな波長が混ざっているため、照射したポイントとその周りで作用する。また皮膚から50〜70mmほどのより深いところまで到達するので、患部が穏やかに心地よく温まり、温かさが持続するのが特徴。鎮痛効果を発揮する機序は近赤外線などと同様である。

試験に出る語句

直線偏光近赤外線治療
赤外線のうち可視光に近いものが近赤外線。出力を高め、集中させて患部に照射する。患部を温めて鎮痛効果を発揮する。効き目は穏やか。

キセノン光療法
キセノンを使って発生させた光線を患部に当てる。より深くまで到達して患部を温め、温かさが持続する。

キーワード

キセノン
原子番号54、希ガス元素。車のヘッドライトなどのキセノンランプ、プラズマディスプレー、人工衛星のイオンエンジンなどにも利用されている。

メモ

近赤外線は家庭用にも
近赤外線は、家庭用ヒーターやこたつなどにも使われている。ハロゲンヒーターは近赤外線で温めるもの。

さまざまな光線療法

直線偏光近赤外線治療

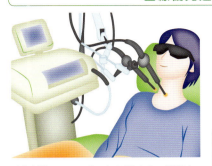

近赤外線はレーザーより深くまで到達し、穏やかに患部を温める効果がある。

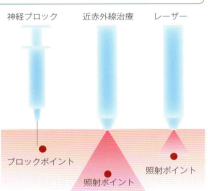

キセノン光療法

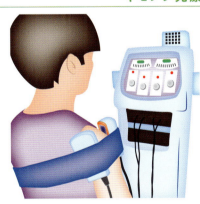

プローブと呼ばれる所からストロボのようにキセノン光線が照射される。治療時間は10～15分ほどで、痛みや熱さは感じない。より深部まで温める効果があり、治療後も効果が持続する。

Athletics Column
自分で患部を温めるときの注意

　光線療法のように患部を温めると痛みの緩和に効果的ですが、専用の機械が必要な光線療法は自宅ではできません。でも使い捨てカイロや湯たんぽなどを上手に使えば、手軽にケアができます。ただしカイロなどを使う場合は低温やけどに注意しましょう。熱いと感じない温度でも長時間皮膚に当てておくと、皮膚の組織が徐々に損傷して深くひどいやけどになってしまいます。また患部を温めるのは、受傷後最低でも48時間以上が経過し、腫れや患部の熱が引き始めてからにします。けがをした直後に患部を温めると、組織内や皮下の出血や炎症が悪化し、腫れがひどくなって治癒が遅れてしまいます。

痛みを緩和する方法

東洋医学による痛みの治療

POINT
- 経穴に鍼を打ったり灸を据えて鎮痛を図る。
- 鍼などを打つ経穴はWHOで361穴とされている。
- 広汎性侵害抑制調節などのしくみで痛みが和らぐと考えられる。

古代中国を起源とする鍼灸治療

疲労などによる肩凝りや特別な病気のない腰痛などの一般的な痛みや慢性の痛みなどには、**東洋医学**的なアプローチも行なわれます。東洋医学的な治療法のうち代表的なのは**漢方薬**（P.148参照）と**鍼灸治療**です。

鍼灸治療は古代中国で誕生したものとされています。**経穴**と呼ばれるいわゆるツボに鍼を刺したり灸を据えたりすることによって体の調子を整える治療法です。経穴はWHO（世界保健機関）で361穴とされていて、筋肉が凝ったときに現れるトリガーポイントの位置と一致することがあることが分かっています。

日本の鍼治療では、鍼管と呼ばれるものをガイドにして細い治療用の鍼を皮膚に刺す方法が一般的です。皮膚に鍼を刺したら、小さく上下させながら進めたり、鍼を揺らしたり、ねじったりしながら進めたりなど、さまざまな技術を使います。また鍼に電気刺激を加えることもあります。

鍼治療が痛みに効くしくみは明らかになってはいませんが、**侵害受容器**の**ポリモーダル受容器**（P.60参照）が関係しており、鍼の刺激によって反射が起き、血行が促進されると考えられています。また、痛みがあるときに別の痛みの刺激を加えることで、元の痛みの伝達を抑制する**広汎性侵害抑制調節**（P.118参照）の働きが関与している可能性があります。さらに**内因性オピオイド**（P.122参照）の関係も示唆されています。実際、鍼治療をするとβエンドルフィンなどの内因性オピオイドの血中濃度が上昇することが確認されています。

試験に出る語句

鍼灸治療
経穴に鍼を刺したり灸を据えたりして、局所の痛みを緩和したり、体の調子を整えていく東洋医学の治療法。起源は古代中国とされる。

経穴
いわゆるツボ。WHOで361穴とされている。人体の気や血、水の通り道とされる経絡の上にある。トリガーポイントと位置が一致するものもある。

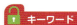
キーワード

ポリモーダル受容器
痛みを伝えるC線維が持つ受容器。機械的刺激と熱刺激、発痛物質などさまざまな刺激を感知するセンサーを持つ（P.60参照）。

メモ

東洋医学と西洋医学
痛みの緩和に関しては西洋医学、東洋医学ともにそれぞれ長所がある。双方の良いところを上手に活用することも大切である。

よく使われる経穴

経穴は全身に361穴あるとされます（WHO）。ここに鍼を刺したり灸を据えたりして、痛みを緩和します。

主な経穴の種類

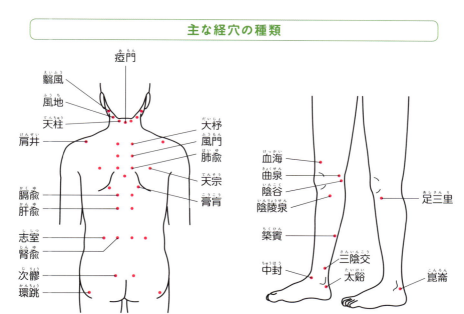

鍼灸治療の実際

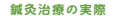

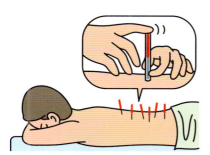

経穴に鍼を刺す。鍼に電気刺激を加えることもある。

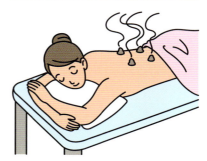

もぐさに火をつけて経穴に据える。鍼にもぐさをつけて治療することもある。

SPECIAL COLUMN

モルヒネが効かない痛み

　モルヒネは最強の痛み止めと考えられています。

　しかし、がん、神経障害性疼痛、慢性疾患の患者などから「モルヒネがあまり効かない」という訴えもあります。それは「全く効かない」のではなく、効きづらいということを意味しています。

　たしかに、モルヒネそのものが遺伝的に効きやすい体質と、そうでない体質があります。それは体の中の薬のデリバリーの問題です。

　薬は服用したからといってすぐに効くわけではありません。血流に乗って痛みのもととなるターゲットの臓器に移行できないと、鎮痛効果を発揮することができません。例えばオピオイドの場合、髄液中の成分の移行のしかたが違うという説があります。

　また、レセプター（受容体）の問題もあります。同じような痛みが同じような場所にあるはずなのに、患者によって必要なモルヒネの量は10倍くらいの違いが出ることがあります。しかし、それを外から計る手段がありません。そこでタイトレーションという方法があります。これは、モルヒネを少ない量から投与して、除痛効果と副作用を観察しつつ、段階的に量を増やしていき、患者がどの程度で痛みが治まるか、ベストの用量を決めていくものです。

　モルヒネが効かないという患者に、医者はもともと効きづらい体質なのか、レセプターの問題なのかをまず見極めます。そうしたうえで、タイトレーションで治療に当たります。

　また、薬を変える、補助的な鎮痛薬の追加をする、放射線療法などを併用することで、8〜9割の痛みはコントロールできるといえます。残りの1〜2割はがんの骨転移や神経障害など、鎮痛が難しい場合です。それでも何らかの鎮痛方法は見つかるはずです。

174

第5章

いろいろな痛みと疾患

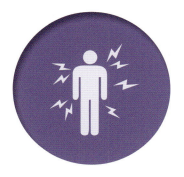

頭痛① 一次性頭痛

POINT
- 頭に外傷や病気がなく起こる頭痛を一次性頭痛という。
- 一次性頭痛には片頭痛、緊張性頭痛、群発頭痛などがある。
- 片頭痛には前兆となる症状がある場合がある。

頭に病気がないのに頭痛がする

特別な外傷や病気がないのに頭が痛いものを**一次性頭痛**といいます。一次性頭痛には、**片頭痛、緊張性頭痛、群発頭痛**などがあります。軽視されがちですが、本人にとっては非常につらく、日常生活に支障を来すこともあるため、適切な治療やケアを受ける必要があります。

＜主な病気と特徴＞

一次性頭痛の主な病気と特徴は以下の通りです。

● 片頭痛

頭の片側が痛むことが多いためこの名前が付いているが、両側が痛むことも少なくない。キラキラする光が見えて数十分で消える**閃輝暗点**（せんきあんてん）、眠気、首の緊張などの前兆症状がある場合がある。脈を打つような痛みが4～72時間続き、動くと痛みがひどくなる。吐き気や嘔吐、光や音に過敏、皮膚感覚の異常を伴うことがある。

● 緊張性頭痛

頭の両側に、締めつけられるような痛みが起こる。平均して月1日未満までの**稀発反復性**、月に1～14日程度起こる**頻発反復性**、月に15日以上の**慢性**に分けられる。頭やその周辺の筋や筋膜の過敏性が関係している。不安やストレス、うつなどメンタルな問題が要因のこともある。

● 群発頭痛

片方の目の奥やその周りに激しい痛みが生じる。毎日のように痛む時期と痛みがない時期を周期的に繰り返す。痛む方と同じ側に涙や鼻水が出たり、目が充血したりする。自律神経の問題が関係していると考えられている。

試験に出る語句

一次性頭痛
頭に特別な病気や外傷がないのに起こる頭痛。片頭痛、緊張性頭痛、群発頭痛などがある。

キーワード

片頭痛
「偏頭痛」と書くこともある。片側だけが痛むと思われがちだが、両側が痛むこともある。動くと悪化するのが特徴。重い場合は可逆性の言語障害を生じることがある。

緊張性頭痛
頭の両側が痛む。肩凝りなどが関係している。片頭痛のように、光などに対して過敏だったり動くと痛みが増したりするといったことはない。

メモ

一次性頭痛の治療
頭痛に対する治療は、タイプに合わせた治療が行なわれるようになっている。頭痛は放置せず、適切な治療を受けた方がよい。

主な一次性頭痛と特徴

片頭痛

頭の片側または両側に、脈を打つような痛みがあり、動くと悪化するのが特徴。閃輝暗点や眠気などの前兆症状がある場合がある。

● 閃輝暗点とは

キラキラしたものが見え、ものが見えにくくなる。徐々に動き、やがて消えていく。

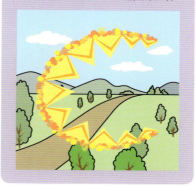

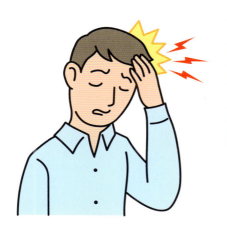

緊張性頭痛

頭の両側の締めつけられるような痛み。悪い姿勢、肩凝り、ストレスなどが関係している。

群発頭痛

片目の奥に起こる激しい痛み。痛む側に涙や鼻水が出たり、目が充血したりする。

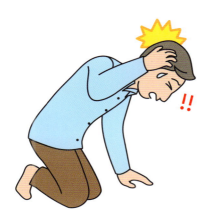
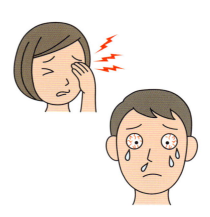

いろいろな痛みと疾患

頭痛② 二次性頭痛

POINT
- 頭部やその周辺の外傷や病気による頭痛を二次性頭痛という。
- 頭部外傷、脳血管疾患、脳腫瘍などが頭痛を起こす。
- 緑内障や肺の病気、低血糖などでも頭痛が起きる。

脳血管疾患や脳腫瘍などによる頭痛

　頭とその周辺の外傷や病気が原因で起こる頭痛を**二次性頭痛**といいます。二次性頭痛は、**頭部外傷**による**硬膜外血腫**や**硬膜下血腫**、**くも膜下出血**や**脳出血**などの脳血管疾患（脳卒中）、**脳腫瘍**、**髄膜炎**など、脳や神経系の病気によって起こります。また眼圧が上がる**緑内障**、**副鼻腔炎**（蓄膿症）、肺の病気による**低酸素症**や**高二酸化炭素血症**、**低血糖**なども二次性頭痛の原因になります。

　二次性頭痛の中には命にかかわる病気や緊急性の高い病気によるものがあるので、鑑別診断が重要です。特に、強く頭を打った直後や数日以内に起こる頭痛、外傷でもないのに突然起こる激しい頭痛、長く悩まされている慢性的な痛み、意識障害や運動障害、感覚の異常、吐き気や嘔吐を伴う頭痛は、重大な病気によるものの可能性があるので放置してはいけません。

診断には詳しい情報が必要

　頭痛の原因になっている病気を鑑別するには、頭痛の発症とその経過、痛む部位、痛みの強さや性質、頻度、持続時間、前兆や随伴症状の有無などの詳しい情報が必要です。それらの情報を基に、どんな病気によるものかある程度の当たりをつけたうえで、必要に応じて頭部のCTやMRI画像診断、脳血管造影、髄液検査、血液検査、眼圧検査などを行ない、病気を診断します。

　診断がつけばそれに応じた治療が行なわれます。特に頭蓋内出血がある場合は緊急手術が必要です。

 試験に出る語句

二次性頭痛
頭部やその周辺の外傷や病気によって起こる頭痛のこと。脳の外傷や病気のほか、緑内障、副鼻腔炎、低酸素症、低血糖などで起こる。

硬膜下血腫（外傷性）
脳を包む膜のうち一番外側の硬膜の下に出血して血の塊（血腫）ができる。血腫が脳を圧迫して頭痛や意識障害、麻痺などが起こる。

くも膜下出血
脳を包む膜のうち硬膜の内側のくも膜の下（くも膜下腔）に出血する。主な原因は脳動脈瘤の破裂。突然激しい頭痛が起こる。

 キーワード

脳血管疾患
脳の動脈の動脈硬化で血管が詰まって起こる脳梗塞、脳の血管が切れて出血する脳出血など、脳の血管の問題で起こる疾患の総称。生活習慣病。

 メモ

くも膜下腔
くも膜とその内側の軟膜の間の空間のこと。ここには脳や脊髄を守る髄液が循環している。

二次性頭痛の疾患

硬膜外血腫、硬膜下血腫、くも膜下出血、脳出血

脳を包む3枚の膜（外から硬膜、くも膜、軟膜）の、硬膜の外に出血するのが硬膜外血腫、硬膜の下に出血するのが硬膜下血腫、くも膜の下に出血するのがくも膜下出血、脳の実質に出血するのが脳出血。いずれも頭痛を引き起こす。

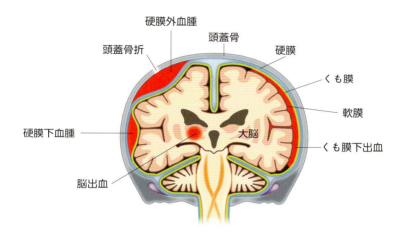

脳腫瘍

下図は髄膜腫を表したもの。脳腫瘍にはさまざまなタイプがあるが、いずれも頭痛は主な症状の一つである。

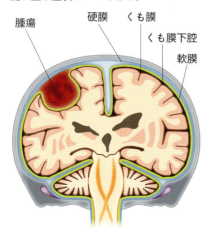

低血糖

血糖値が下がると空腹感や脱力感を感じ、さらにひどい低血糖状態になると頭痛やめまいを起こす。

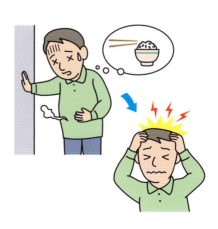

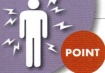

いろいろな痛みと疾患

脳卒中後の中枢性疼痛

POINT
- 中枢性疼痛は脳卒中による感覚の神経の遮断が原因。
- 末梢から感覚の情報が入って来ない脳が混乱して起こす。
- 強い鎮痛薬でも痛みを抑えるのが難しい。

脳が勝手に痛みを生み出してしまう

　脳卒中とは、脳の動脈が詰まる**脳梗塞**や、脳の血管が切れて出血する**脳出血**、**くも膜下出血**などのことで、脳血管疾患と呼ばれる病気のことです。脳卒中は、脳のニューロンがダメージを受け、意識障害や激しい頭痛、運動障害や感覚の麻痺などが起こり、死亡することもある病気です。運動障害などの後遺症が残ることも少なくありません。

　中枢性疼痛とは、脳や脊髄といった中枢神経で生じる痛みのことで、脳卒中の後遺症の一つです。脳卒中によって痛みを伝える神経が遮断され、感覚が鈍くなっている場所に、同時に激しい痛みを感じます。感覚が鈍いのに痛むという矛盾が生じるのは、神経が遮断されたことによって末梢から感覚の情報が入って来なくなった脳が混乱し、自ら異常な感覚を生み出してしまうためと考えられています。また、体に何の刺激も加わっていないのに、または痛みを起こすような刺激ではないのにもかかわらず、激しい痛みを感じてしまうこともあります。例えば皮膚に衣服がすれるだけでも激痛が走ります。これらの症状は多くの場合、脳卒中の状態が落ち着いた後、数週間から数カ月後に起こります。

　中枢性疼痛は治療が難しいのが特徴です。通常の体の痛みの場合、痛む場所をさすると痛みが軽減しますが、脳卒中後の中枢性疼痛の場合、感覚の神経が遮断されているため効果がありません。強い鎮痛薬でも痛みを抑えるのは難しく、脳の痛みを生み出す部分を刺激する治療法などが試みられています。

試験に出る語句

中枢性疼痛
脳が生み出す痛みという意味。脳卒中などで末梢からの感覚の情報が遮断され、脳が混乱して起こすと考えられている。

キーワード

脳卒中
脳出血、脳梗塞、くも膜下出血など、脳の血管が切れたりつまったりして起こる病気。頭痛、意識障害、麻痺、運動障害などが起き、死亡することもある。麻痺などの後遺症が残ることも多い。

メモ

運動で疼痛が誘発されることも
中枢性疼痛は、運動、温熱刺激、ストレスや感情の変化などで誘発されたり悪化したりする場合がある。

勝手に痛みを生み出す中枢性疼痛

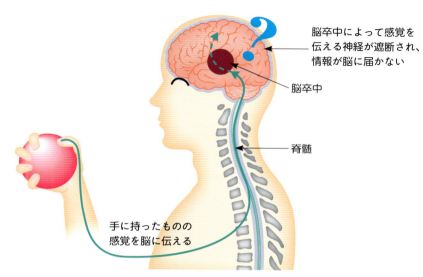

脳卒中により、末梢からさまざまな感覚を伝える神経が遮断されると、情報が脳の感覚野に届かなくなる。

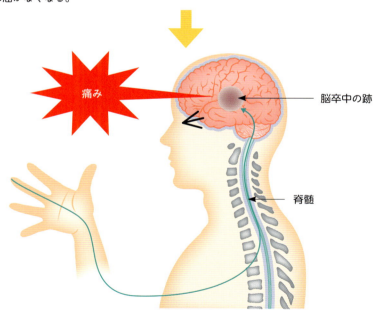

感覚が届かなくなった脳が混乱し、勝手に異常な感覚（痛み）を生み出す。何も触れていなくても、または痛みを感じるような刺激でなくても激痛を感じてしまう。

いろいろな痛みと疾患

顔面の痛み（三叉神経痛）

POINT
- 三叉神経の支配領域が痛むものを三叉神経痛という。
- 原因となる病気がないものを特発性三叉神経痛という。
- 電撃のような激痛が走り、消えるという発作を繰り返す。

顔に突然電撃のような痛みが走る

顔の皮膚感覚を支配しているのは**三叉神経**で、顔に痛みが出るものを**三叉神経痛**といいます。三叉神経は、脳に出入りする末梢神経で12対ある**脳神経**のうちの**第Ⅴ脳神経**で、**顔の感覚**と**咀嚼筋の運動**を担当しています。

三叉神経痛は、虫歯や目の病気、副鼻腔炎（蓄膿症）、腫瘍、顔の外傷、帯状疱疹などの病気などでも生じますが、多くは原因となる病気がない**特発性三叉神経痛**です。一般に三叉神経痛という場合は、この特発性三叉神経痛を指しています。

三叉神経痛の痛みは鋭く激しい痛みで、電撃のような痛み、刺すような痛みなどと表現されます。数秒間痛み、その後痛みが全くない時間があり、また突然痛むということを繰り返します。痛みは、特定の場所に触ったり、洗顔や歯磨き、ひげ剃り、冷たい風に当たるなどの刺激によって誘発されることがあります。

特発性三叉神経痛は、三叉神経がその根元の所を走る血管に圧迫されることによって起こります。圧迫されたところで神経を伝わる信号が漏れて混線を起こし、ただ触っただけなのにその刺激が痛みとして感じられてしまうのです。

まず痛みの原因を突き止め、痛みを起こす病気が判明した場合はその治療を行ないます。特発性三叉神経痛の場合は鎮痛薬で痛みを抑えますが、効果が思わしくない場合は神経ブロック療法（P.150参照）などの治療を行ない、痛みの緩和を図ります。

試験に出る語句

三叉神経
第Ⅴ脳神経。顔の感覚と咀嚼筋の運動をつかさどる。3つに分かれて顔全体に枝を伸ばしているのでこの名前が付いた。

キーワード

特発性
本来は「原因不明の」という意味。現在では、特発性三叉神経痛は血管による圧迫が原因と分かっているが、原因が分からなかったときの名称がそのまま使われている。

メモ

顔面神経痛とは何か
俗にいう顔面神経痛は、顔が痛む三叉神経痛と、顔の筋肉が麻痺して顔がゆがんだりする顔面神経麻痺を混同し、まとめて呼んだものと考えられる。

三叉神経と支配領域

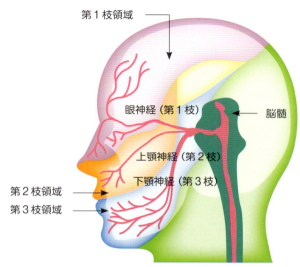

三叉神経は第Ⅴ脳神経で、顔の感覚と咀嚼筋の運動をつかさどる。3つの枝に分かれているのでこの名前が付いた。3つの各枝が皮膚感覚を担当する顔面のエリアは上図の通りである。

三叉神経痛の症状

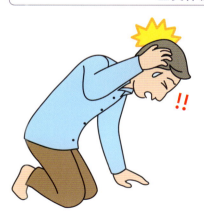

三叉神経痛の痛みは鋭く激しい痛み。電撃のよう、刺すようだなどと表現される。突然痛み、数秒間で痛みが消え、しばらくしてまた突然痛むということを繰り返す。

● 三叉神経痛を誘発するもの

洗顔、歯磨き、ひげ剃り、冷たい風などで顔に刺激が加わると、三叉神経痛が誘発されることがある。

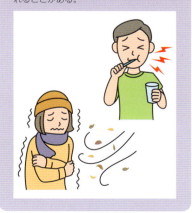

いろいろな痛みと疾患

顎関節症

POINT
- 顎関節症では口が開かない、顎が痛いなどの症状が出る。
- 咀嚼筋の障害、関節円板の障害、関節包などの障害による。
- 顎関節の構造的な弱さ、歯ぎしりなどが原因になる。

顎を動かすと痛む、音がする、口が開かない

　顎関節は、側頭骨の下顎窩と下顎骨の下顎頭で構成される関節です。耳の穴の前を触り、口を開け閉めすると顎関節が動くのが分かります。下顎窩と下顎頭はがっちりとはまり込むのではなく、間に関節円板を挟んで接していて、前後左右にずれることができます。顎関節に痛みが生じたり、口を開け閉めするときにカクン、カクンという音がする、口を大きく開けられないといった問題が起きたものを顎関節症といいます。顎を動かすと痛むのが特徴で、多くの場合、痛みは鈍痛です。

　顎関節症は、側頭筋や咬筋などの咀嚼筋の障害、関節円板の障害、関節を包み支える関節包や靱帯の障害などのタイプに分けられます。

顎関節症の原因と治療

　顎関節症の原因には、顎関節の構造的な弱さ、顎の外傷、歯ぎしりや歯を食いしばる癖、ほおづえや電話を肩と顎に挟む習慣、爪を噛む癖、片側だけでものを噛む癖、ストレスなどがあり、これらがいくつも重なった結果発症すると考えられています。従来、歯の噛み合わせが悪いと顎関節症になるといわれていましたが、現在では関連は薄いとされています。

　痛みに対しては鎮痛薬を投与します。痛みがひどくなければ、無理のない範囲で関節を動かしたり、筋肉をマッサージして症状の改善を図ります。歯ぎしりを予防するためスプリントと呼ばれる装具をつけることもあります。

 試験に出る語句

顎関節症
口が開けられない、顎が痛い、顎を動かすと音がするなどの症状がある状態。歯ぎしりやほおづえなどが原因になる。

 キーワード

顎関節
側頭骨の下顎窩と下顎骨の下顎頭で構成される。間に関節円板が挟まっている。下顎窩は浅いくぼみで、緩く接続する下顎頭はそこを前後左右にも動く。

咀嚼筋
食べものを噛むことを咀嚼といい、それを行なう筋肉を咀嚼筋という。側頭筋や咬筋などのこと。

 メモ

生活習慣の改善が重要
顎関節症の主な原因は顎に負担をかける習慣や癖なので、その習慣を治さないと再発する可能性がある。

顎関節の構造

顎関節は、側頭骨の下顎窩に、下顎骨の下顎頭が接する関節。間に関節円板が挟まっています。下顎窩は浅いくぼみなので、下顎頭はそこを前後左右にずれることができます。

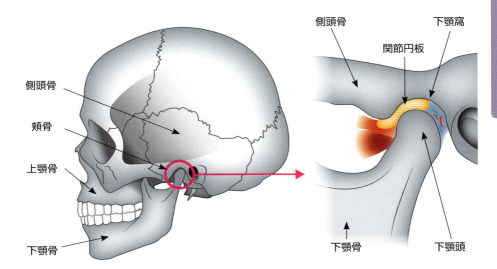

側頭骨
頬骨
上顎骨
下顎骨

側頭骨
関節円板
下顎窩
下顎骨
下顎頭

顎関節症

口が開かなくなるしくみ

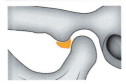

関節円板が変形している。

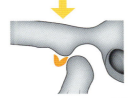

口を開けようとすると関節円板が引っかかり、下顎頭が前に動くことができず、口が開かない。

口を開けると音がするしくみ

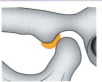

関節円板が少し変形して前方にずれている。

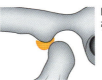

口を開けていくと、関節円板が引っかかる。

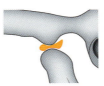

さらに口を開けていくと、引っかかりが急に外れ、カクンと音が出る。

いろいろな痛みと疾患

頸部の痛み

POINT
- 頸部に痛みが出るものには、頸椎症や椎間板ヘルニアなどがある。
- 神経に異常があるとしびれや運動障害が伴うこともある。
- 頸椎症は加齢が主な原因で、肩や背中にも痛みが出る。

頸椎症や頸部椎間板ヘルニアの可能性も

頸部に痛みが生じる障害や病気には、**頸椎症**、**頸部椎間板ヘルニア**、**胸郭出口症候群**、寝違え、肩凝りなどがあります。筋肉の凝りなどではなく、**頸髄**や**頸神経**に問題が生じている場合は、頸部だけでなく、肩や腕、手にも痛みやしびれ、運動障害などが起こることがあります。

＜主な病気と特徴＞

特に神経に問題がある病気について解説します。

● **頸椎症**

加齢が原因で、頸椎**椎体**の縁の部分や**椎間板**が後方に突出したり、頸椎を上下につなぐ靱帯が骨化するなどして、頸髄や頸神経の神経根（根元部分）などを圧迫する。

首や肩、背中の痛みが主な症状で、動かすと痛みが増し、安静にしていると軽減するのが特徴。ひどい肩凝り、手や指のしびれなどの感覚異常、腕の脱力感、箸をうまく持てないなどの運動障害が起こる。

頸部にカラーと呼ばれる装具を装着したり、温熱療法、牽引、低周波療法などの理学療法、筋弛緩薬や消炎薬などの薬物療法で症状の緩和を図る。

● **頸部椎間板ヘルニア**

頸部の椎間板の組織が加齢などによって壊れ、そこから中にある髄核が後方に飛び出し、頸髄などを圧迫する。首、肩、腕の痛みやしびれ、感覚の異常など頸椎症とよく似た症状が起こる。治療も頸椎症と同様、安静、頸椎カラーによる固定、牽引、温熱療法などが行なわれるが、ひどい場合は手術を行なうことがある。

 試験に出る語句

頸椎症
加齢が原因で、椎体や椎間板が変形して突出し、神経を圧迫する。感覚異常や運動障害が伴うことがある。

頸部椎間板ヘルニア
椎体の間にある椎間板が劣化し、髄核が飛び出して神経を圧迫する。

 キーワード

頸髄、頸神経
脳から続く脊髄の頸部の部分を頸髄という。そこに出入りする末梢神経が頸神経で、首や肩、腕などの感覚や運動をつかさどる。

メモ

胸郭出口症候群
首に痛みが出る病気の一つ。肋骨でできた胸郭の上部（胸郭の出口）には血管や神経、筋肉などが複雑に通っていて、圧迫によって血行障害や神経障害が起こることがある。腕を上げると痛みやしびれが起こる。

頸椎症

椎体の縁の部分が突出した骨棘や、突出した椎間板、骨化した靱帯などが、脊髄や神経根を圧迫し、首や肩、腕などの痛み、しびれなどを引き起こします。加齢が主な原因です。

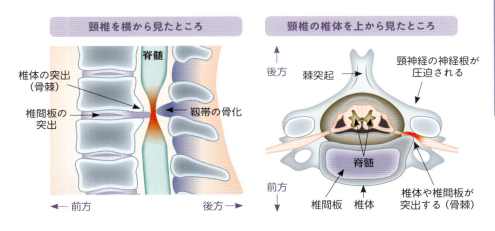

頸部椎間板ヘルニア

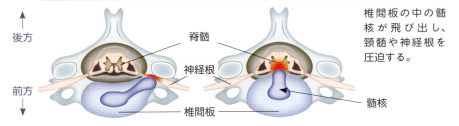

椎間板の中の髄核が飛び出し、頸髄や神経根を圧迫する。

Athletics Column
その頸の痛み、ストレートネックかも

正常な頸椎は緩く前弯していますが、これが何らかの原因で真っすぐになってしまい、頸や肩の痛み、腕のしびれなどの症状を引き起こすものをストレートネックといいます。近年、うつむいた姿勢で長時間スマホをいじることが原因でストレートネックになる人が増えているそうです。また頸部に繰り返し衝撃が加わるラグビーなどのコンタクトスポーツや、頭を真っすぐに立てて顎を引く姿勢を長時間保つダンスなどのアスリートにもストレートネックになる人がいます。気になるときは医師の診察を受け、日常生活の中でも頸のストレッチや筋力強化、姿勢の改善、枕の見直しなどのケアを心がけましょう。

いろいろな痛みと疾患

外傷性頸部症候群（むちうち）

POINT
- 外傷性頸部症候群は頭が激しく揺さぶられて起こる。
- 外傷性頸部症候群は長期にわたり首などの痛みが続く。
- 事故後の起立性頭痛は脳脊髄液減少症の可能性がある。

事故などで起こる俗にいうむちうち

外傷性頸部症候群は、俗に"むちうち症"と呼ばれています。交通事故などで強い衝撃を受け、頭が急に激しく揺さぶられ、頸部に捻挫を起こすものです。交通事故のほか、ラグビーなどのコンタクトスポーツや体操競技などでも起こることがあります。頸部の筋肉や靭帯、関節包などが損傷し、長期にわたって首や肩、背中の痛み、頭痛、肩こり、めまい、耳鳴り、吐き気、手のしびれなどの症状に悩まされます。

受傷直後は、骨折や脱臼がないか確認する必要があります。骨折などがなければ、2～4週間程度は頸部のカラーを装着するなどして頸部の安静を保ち、その後は徐々に首を動かすことが大切です。頸部の固定が必要以上に長くなると、頸部の筋肉が萎縮してしまったり、痛みなどの症状が長引くことになります。

起立性頭痛は脳脊髄液減少症かもしれない

むちうちを起こすような外傷の後、体を起こすと激しい頭痛を起こす起立性頭痛や、めまい、全身倦怠感、視覚異常、動悸、発汗の異常、集中力の低下などのさまざまな症状が起き、日常生活にも支障が生じている場合は、脳脊髄液減少症かもしれません。これは、事故などによってくも膜が傷つき、少しずつ脳脊髄液が漏れ出てしまうために起こるものです。近年、むちうちだと思っていたのになかなか良くならないと悩んでいる人の中に、このような病気の人がいる可能性があることが分かってきました。

試験に出る語句

外傷性頸部症候群
いわゆるむちうちのこと。頭部が激しく揺さぶられ、頸部の筋肉や靭帯、関節包などが損傷する。長期にわたり、首や肩の痛み、頭痛などに悩まされる。

脳脊髄液減少症
脳脊髄液が脊髄腔から漏れることによって髄液量が減り、頭痛や頸部痛、めまいなどを起こす。外傷によって起こることもあるが、自然発生例もある。座位や立位でも悪化するのが特徴。

キーワード

脳脊髄液
くも膜下腔を満たす液体。脳や脊髄はこれに浮かぶようにして守られている。脳の脈絡叢というところから分泌され、静脈に回収されて、常に循環し、一定量に保たれている。

メモ

むちうちを起こしやすいスポーツ
ラグビー、アメリカンフットボール、サッカー、レスリング、柔道、ボクシング、体操競技、飛び込みなど。

外傷性頸部症候群（むちうち）の原因と症状

後ろからの追突

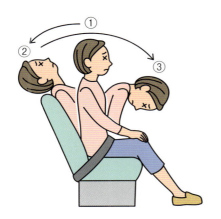

後方から追突された場合は、まず頭部が後方に大きく振られ、次に反動で前方に振られる。このとき頸部の筋肉や腱などを損傷する。

主な症状

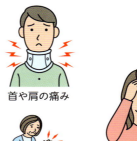

首や肩の痛み

頭痛、めまい、吐き気

手のしびれ

外傷性頸部症候群では、首や肩の痛み、頭痛、めまい、手のしびれなどの症状が出る。長期に悩まされることも少なくない。

脳脊髄液減少症のメカニズム

正常な状態

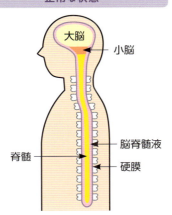

大脳
小脳
脳脊髄液
硬膜
脊髄

脳脊髄液減少症の状態

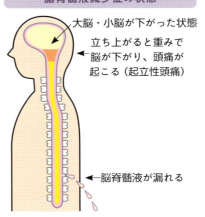

大脳・小脳が下がった状態
立ち上がると重みで脳が下がり、頭痛が起こる（起立性頭痛）
脳脊髄液が漏れる

事故などによってくも膜に傷がつき、そこから脳脊髄液が漏れ出して、くも膜下腔の脳脊髄液の量が減る。立ち上がると脳が重みで下がり、脳底部の硬膜に異常な圧がかかって頭痛が起こる「起立性頭痛」が特徴。

肩の痛み（肩関節周囲炎）

POINT
- 片方の肩が痛くて上がらなくなる五十肩。
- 五十肩は中高年に多く、夜間痛が特徴的。
- 痛みを取り除き、関節を動かすことが大切。

肩の痛みと可動域制限

　40代から60代の中高年者に、肩が痛い、痛くて腕が上がらないなどの症状が起こるものを俗に**五十肩**（または**四十肩**）といいます。正式には**肩関節周囲炎**といい、肩関節の動きをスムーズにする**滑液包**や、肩の動きをつかさどる筋肉・腱などの老化によるものと考えられますが、はっきりした原因は分かっていません。

　初めは肩を動かすと痛む程度ですが、徐々に安静時にも痛むようになり、肩の可動域が狭くなっていきます。五十肩は大抵、片側だけに生じます。

　五十肩の痛みの特徴の一つに、寝るときに痛みが増す**夜間痛**があります。仰臥位で肩が後方に落ちる（胸を張るような姿勢になる）と痛みがひどくなります。痛い方の肩を下にして寝るのは不可能ですし、上にして寝ても腕の重みで肩の痛みが増してしまいます。その結果、睡眠が妨げられ、仕事や日常生活にも支障が出てきます。

痛みの緩和と運動が必要

　肩を動かさないでいると痛みや可動域制限が悪化します。鎮痛薬の内服や関節内への**局所麻酔薬**の注射などで痛みを積極的に取り去り、右ページの下図のような運動で関節を動かすことが大切です。痛みがひどい場合は**神経ブロック療法**を行なうことがあります。入浴や使い捨てカイロなどで肩を温めたり、筋肉をマッサージすると痛みが軽減します。また睡眠時は肩の下に畳んだタオルなどを置くと夜間痛を和らげることができます。

肩関節周囲炎
いわゆる五十肩のこと。肩の関節にある滑液包や筋肉・腱などの炎症。加齢が要因だが、原因ははっきりしない。片方の肩に起こる。

夜間痛
仰臥位で横になり、肩が後方に落ちると痛みが増し、睡眠を妨げる。

五十肩
肩関節周囲炎の俗称。四十肩とも呼ばれる。40〜50代に多いことからこの名前が付いた。

メモ

治癒までには1〜2年
五十肩は治るまで平均的には1〜2年、ときに数年かかることもある。また痛みが改善されても、可動域の制限が少し残る場合がある。

肩関節周囲炎（五十肩）の症状

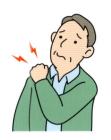

肩が痛い
（動かすと痛い、じっとしていても痛い）

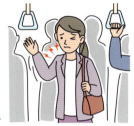

腕が上がらない

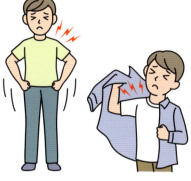

ズボンをはこうと持ち上げると肩が痛む。シャツの袖に腕を通すときに痛む。

五十肩の夜間痛

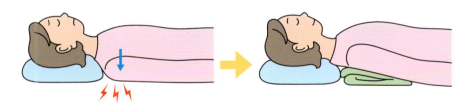

仰臥位で肩が後方に落ちる（胸を張るような姿勢になる）と痛みが増す。

肩の下に畳んだタオルなどを入れると痛みが緩和される。

Athletics Column
五十肩を改善するための運動

肩を動かさないでいると、痛みが悪化したり可動域が小さくなったりします。無理のない範囲で以下のような運動を行ない、関節を動かすようにしましょう。

アイロンなどを持ち、その重さを利用して前後、左右に腕を振ったり、ぐるぐる回す。

壁に手を当て、徐々に持ち上げていく。壁に対して横向きに、また壁の方を向いても行なう。

※運動は重症度に合わせて行なう。痛みが強いときは内服薬や注射で痛みを取り去ってから運動を行なう。

いろいろな痛みと疾患

腕や手の痛み

POINT
- 腕や手が痛む病気には、腱鞘炎、手根管症候群などがある。
- 頸や肩の神経の異常が原因になっていることがある。
- 肘の痛みには野球肘やテニス肘などのスポーツ障害がある。

スポーツ障害や使い過ぎなどが原因

上肢そのものに問題があって腕や手に痛みが起こるものには、野球肘やテニス肘などのスポーツ障害、腱鞘炎、手根管症候群、関節リウマチなどがあります。またしびれや感覚の異常、運動障害が伴っている場合は頸部や肩の神経障害が原因のことがあり、詳しい検査が必要です。

＜主な病気と特徴＞

主な病気と症状などは以下の通りです。

● **野球肘やテニス肘などのスポーツ障害**

オーバートレーニングや悪いフォームなどが主な原因。筋肉や腱、軟骨、関節包、靱帯などが損傷して痛みが生じる。手術で損傷した部位を修復するか、または手術をせずに鎮痛薬などの薬物療法とリハビリで改善を図る。

● **腱鞘炎**

腱鞘とは、手や足の腱をくるむようにつき、腱が通る管をつくる滑液包のこと。手や足で同じ動作を反復すると摩擦などによって炎症が起こる。安静を保ち、鎮痛薬や抗炎症薬で症状の改善を図る。ひどい場合は腱鞘を広げる手術を行なうことがある。

● **手根管症候群**

手根管は、手のひらの手首近くにある腱や神経などが通るトンネル。ここを通る腱の腱鞘のむくみなどによって神経が圧迫され、親指（母指）から薬指のしびれ、痛みなどが起きるもの。中高年の女性に多い。手首を固定して安静にし、鎮痛薬や抗炎症薬で症状の改善を図る。

試験に出る語句

腱鞘炎
手や足の腱の動きをスムーズにするための管である腱鞘に炎症が起こる。同じ動作の反復による摩擦が要因。

手根管症候群
手のひらの手首近くにある手根管を通る神経が圧迫されて痛みなどが起こる。女性に多い。

キーワード

腱鞘
手や足の指を動かす筋肉は前腕や下腿にあって、腱を手足の先まで伸ばしているものがある。これらの細い腱が、手首や足首を通る部分で擦れないように守る管状の滑液包が腱鞘。

手根管
手のひらの手首に近い部分に並ぶ手根骨は緩いくぼみをつくる。そのくぼみと、そこに付く屈筋支帯で構成されるトンネルが手根管。腱、血管、神経が通る。

野球肘、テニス肘

野球肘

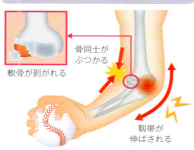

投球動作により、肘の内側では靱帯が無理に伸ばされ、外側では骨同士がぶつかり、軟骨が剥がれることがある。肘の内側が痛むことが多い（上腕骨内側上顆炎）。

テニス肘

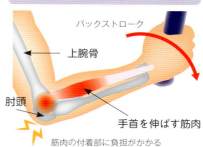

バックストロークで酷使する手首を伸ばす筋肉が上腕骨に付く部分（上腕骨外側上顆）に炎症が起こり、痛みが出る。中高年のテニス愛好家に多い。

腱鞘炎

腱鞘

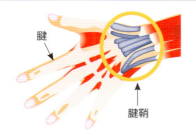

手指の使い過ぎで腱鞘に炎症が起こる。手首の親指側に痛みが出ることが多い。

手根管症候群

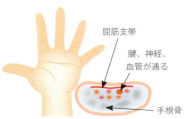
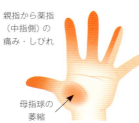

手根管を通る腱の腱鞘にむくみが起きるなどして、中を通る神経が圧迫され、痛みやしびれが出るもの。中高年の女性に多い。原因不明。

胸の痛み① 特に緊急性が高い胸痛

いろいろな痛みと疾患

POINT
- 急な激しい胸痛は、命にかかわる病気の可能性がある。
- 心筋梗塞、大動脈解離、食道静脈瘤破裂などが疑われる。
- 呼吸困難、顔面蒼白、意識障害などを伴うことがある。

生命の危機が迫っているかもしれない

突然の激しい胸痛は、命にかかわる重大な病気の症状であることが少なくありません。特に緊急性が高いのは、心筋梗塞、胸部大動脈解離、食道静脈瘤破裂、肺塞栓症などです。胸痛とともに呼吸困難、意識消失などを伴うときは救急車の要請が必要です。

<主な病気と特徴>

緊急性の高い胸痛には以下のようなものがあります。

● 心筋梗塞

心筋に栄養を届ける冠動脈が詰まり、心筋が壊死する。急に胸がしめ付けられるような痛みが生じ、痛みが顎や肩などに放散することがある。呼吸困難などを伴う。

● 胸部大動脈解離

胸部大動脈の壁の内膜に裂け目ができ、そこから中膜との間に血液が流れ込み、内膜が剥がれてしまう。突然の激しい胸痛や、肩甲骨周辺の痛みが生じる。高血圧が関係している。死亡率が高い。

● 食道静脈瘤破裂

繰り返される炎症で肝臓が硬く変性する肝硬変で、肝臓に入れない血液が食道静脈に流れ、そこの圧力が高まってコブができる。このコブが破裂すると突然の激しい胸痛が起こり、吐血し、ショック状態になる。

● 肺塞栓症

下肢などでできた血栓が肺動脈に詰まるもの。息苦しさ、息を吸うときの胸痛、ショックなどが起こる。死亡率が高い。エコノミークラス症候群はこの病気である。

 試験に出る語句

心筋梗塞
生活習慣病の一つ。心臓に酸素などを送る冠状動脈が詰まり、その先に血液が届かなくなって壊死する。急な胸痛、痛みの顎などへの放散、呼吸困難などが起こる。

胸部大動脈解離
胸部大動脈の内膜に裂け目ができ、そこから血液が流れ込んで内膜が剥がれるもの。剥がれる範囲はケースバイケースで、心臓や腹部の大動脈まで及ぶことも。

 キーワード

エコノミークラス症候群
長時間座位で過ごし、足を動かさずにいることで下肢に血栓ができ、動き出したときに血栓が血流に乗って肺動脈に詰まるもの。急な胸痛や呼吸困難などが起こる。

ショック
大出血や心臓の収縮力の低下、全身の動脈の虚脱などで血液の循環が不十分になること。血圧低下、顔面蒼白、冷や汗、意識障害などの症状が出る。

 メモ

動脈の壁の構造
動脈壁は、内膜、中膜、外膜の3層でできている。

急な激しい胸痛は緊急事態

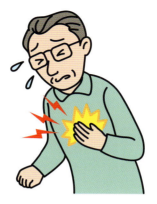

急な激しい胸痛や、呼吸困難、意識障害などを伴うときは、命にかかわる病気の可能性が高いので、救急車の要請が必要。

主な病気と特徴

心筋梗塞

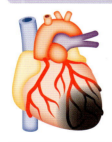

冠動脈が詰まり、その先に血液が届かなくなって心筋が壊死する。

心筋梗塞で痛みが現れる場所

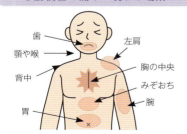

冠動脈が詰まって心筋が壊死する病気。痛みは胸の中央やみぞおちのほか、顎や肩、背中などに放散することがある。

胸部大動脈解離

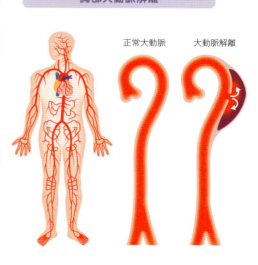

胸部大動脈の壁の内膜に裂け目ができて、そこから血液が流れ込み、内膜と中膜の間が剥がれる。急な激しい胸痛が起こる。解離の範囲が大動脈全体に及ぶこともある。

胸の痛み② 見逃してはいけない胸痛

POINT
- 慢性的な胸痛は肺がんや逆流性食道炎などの可能性がある。
- 肺がんでは、がんが胸膜に広がると胸痛が現れる。
- 運動時の胸痛は狭心症の可能性がある。

慢性的な胸痛も侮れない

胸痛は、激痛でなく、慢性的なものであっても、命にかかわるような病気による場合があります。**肺がん、肺炎、狭心症、帯状疱疹、逆流性食道炎**などのほか、**心臓神経症**などメンタルな問題で起こるものもあります。

＜主な病気と特徴＞

● 肺がん
初期では無症状のことが多いが、進行してくると咳や痰、呼吸困難などが現れ、さらにがんが**胸膜**に広がると胸痛が起こることがある。

● 狭心症
走ったときなどに胸の痛みや圧迫感、肩などへの放散痛などを感じ、休むと15分以内に痛みが消える。心臓に酸素などを送る**冠状動脈**が狭くなっているために起こる。

● 帯状疱疹
過去に感染した**水痘ウイルス**が**神経節**に潜んでいて、加齢、疲労、ストレスなどで免疫機能が低下すると暴れ出して皮膚に水泡をつくり、激しい痛みを起こす。この病気の痛みは入院する人もいるほど強い。

● 逆流性食道炎
胃液が**食道**に逆流し、食道に炎症を起こすもの。胸やけや胸痛、吐き気、げっぷなどの症状が出る。

● 心臓神経症
ズキズキするような胸痛、動悸、息切れなどを感じる。検査をしても異常はない。不安やうつなどの症状が現れることがある。

試験に出る語句

肺がん
肺がんは、できる場所や悪性度などによって分類される。主な症状は咳や痰だが、がんができる場所によってはそれらの症状が出にくいことがある。

逆流性食道炎
胃液が逆流して食道に炎症を起こす。もともとの構造的な問題や肥満、食べ過ぎ、食べた後に横になる習慣などが要因。

キーワード

水痘ウイルス
いわゆる水ぼうそうを起こすウイルス。水ぼうそうを起こした後、神経節に潜り込み、数十年も潜伏することがある。ヘルペスウイルスの仲間。

胃液
胃酸とたんぱく質分解酵素のペプシンを含む。pH1～2の強酸性。胃壁は粘液で守られるが、防御が十分でない食道壁は胃液の影響を受けてしまう。

メモ

肺炎でも胸痛が起こる
細菌やウイルスなどによって肺に炎症が起きる肺炎は、咳や痰、発熱が主な症状だが、重症の場合は胸痛が起こることがある。

肺がん、狭心症、帯状疱疹、逆流性食道炎

肺がん

小細胞がん

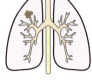
腺がん

扁平上皮がん

大細胞がん

がんができる場所や細胞のタイプなどによっていくつかの種類がある。肺門部にできる扁平上皮がんは咳や痰の症状が出やすい。進行してがんが肺の外側を覆う胸膜に広がると胸痛が起こる。

狭心症

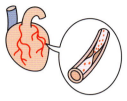
心臓に酸素などを送る冠状動脈が狭くなって起こる。

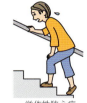
労作性狭心症

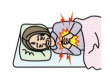
異型狭心症

冠状動脈が狭くなり、心臓の需要に対して見合うだけの血流が供給できないと胸痛などの症状が起こる。多くは運動時の労作性狭心症だが、安静時に起こりやすい異型狭心症もある。

帯状疱疹

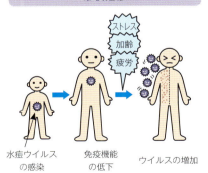
水痘ウイルスの感染 → 免疫機能の低下（ストレス・加齢・疲労）→ ウイルスの増加

子供のときなどに感染した水痘ウイルス（水ぼうそうを起こす）が、神経節に潜伏していて、免疫機能が低下すると暴れ出して帯状疱疹を起こす。体の片側に水泡ができ、激しく痛む。

逆流性食道炎

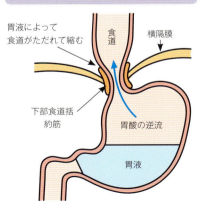
胃液によって食道がただれて縮む／食道／横隔膜／下部食道括約筋／胃酸の逆流／胃液

何らかの原因で胃液が食道に逆流し、胃液によって食道の壁に炎症が起き、胸痛や胸やけが起こる。

いろいろな痛みと疾患

おなかの痛み① 部位で病気が予測できる

POINT
- 腹痛の場所と痛み方でおおよその診断ができる。
- 上腹部の痛みは胃や食道でなく心臓の病気かもしれない。
- 腹痛のきっかけや随伴症状も診断には重要な情報である。

どこが痛むのかが重要

　腹部には多くの臓器があるので、腹痛があるときは、どの臓器のどんな病気かを正確に鑑別しなければなりません。腹痛の場合、痛む場所や痛み方でどこが悪いのかをある程度推測することができます。特に重要なのは「場所」で、診断の際は腹部をおおよそ右ページ下図のように区分して診察し、診断に役立てています。

　上腹部中央の辺りが痛む場合は、胃や食道のほか、心臓や大動脈、膵臓の病気の可能性があります。右上腹部の痛みは胃・十二指腸、胆嚢、肝臓、腎臓の病気が、左上腹部の痛みは胃、膵臓、腎臓の病気が疑われます。へその周囲やおなか全体が痛い場合は、**大腸炎**のほか、**腹部大動脈瘤**、**腹膜炎**、**腸閉塞**など命にかかわる病気の可能性もあります。右下腹部が痛むときは**虫垂炎**や**腸閉塞**など、左下腹部が痛むときは大腸炎、**大腸がん**、**潰瘍性大腸炎**、ひどい便秘など、下腹部中央が痛むときは**膀胱炎**などが疑われます。

時系列でどんな症状かを詳しく伝えること

　したがって腹痛で病院に行くときは、おなかのどこが、いつから、どんな風に痛むかを、時系列にそって詳しく医師に伝えることが大切です。また腹痛に伴い、下痢、便秘、吐き気や嘔吐、発熱、食欲不振、呼吸困難、血尿などの症状がなかったか、暴飲暴食、ストレス、妊娠など、腹痛の原因となりうることはないかといった情報も重要です。腹痛といっても胃腸の病気とは限らないので、おなか以外の異変も漏らさず伝えることが大切です。

試験に出る語句

腹痛
腹部の痛み全般を指す。上腹部から下腹部、左右の側腹部と範囲が広く、臓器も多いので鑑別診断が重要。腹部を区分し、どこが痛むかを調べると診断に役立つ。

キーワード

腹部の臓器
腹部は、胃、十二指腸、小腸、大腸、膵臓、肝臓、胆嚢といった消化器が多くを占める。ほかに脾臓、腎臓、尿管、膀胱、尿道や、女性の場合は子宮、卵巣、卵管がある。

メモ

腹痛は胃腸の病気とは限らない
腹痛というと胃腸の病気と思いがちだが、上腹部の場合は心臓など、下腹部では膀胱や子宮などの病気の可能性もある。

腹部の解剖

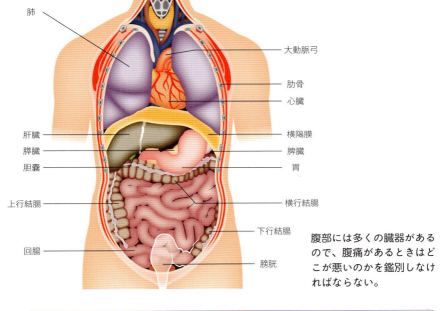

腹部には多くの臓器があるので、腹痛があるときはどこが悪いのかを鑑別しなければならない。

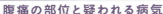

腹痛の部位と疑われる病気

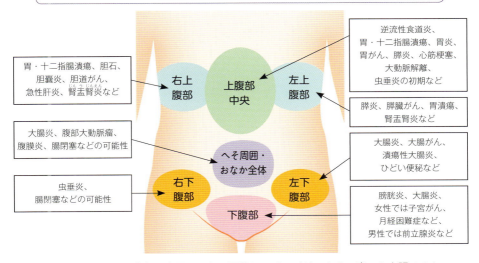

腹痛があるときは、腹部を上図のように区分し、どこがどのように痛いかを調べると、病気の診断に役立つ。

第5章 いろいろな痛みと疾患

おなかの痛み① 部位で病気が予測できる

199

いろいろな痛みと疾患

おなかの痛み② 緊急性が高い腹痛

POINT
- 激しい腹痛で緊急手術が必要なものを急性腹症という。
- 腹部大動脈瘤破裂、消化管穿孔、急性膵炎などがある。
- 救急搬送して直ちに高度な治療をする必要がある。

命にかかわる重篤な腹痛

　激しい腹痛があり、緊急手術が必要と考えられるような状態を**急性腹症**といいます。自力で歩けない、人と話ができないほどの腹痛に加え、**嘔吐**、**高熱**、**意識障害**などを伴うことがあります。下記のようなもののほか、婦人科系の**卵巣茎捻転**や**子宮外妊娠**、**卵管破裂**があります（P.204参照）。

＜主な病気と特徴＞
　急性腹症を起こす主な病気と特徴は以下の通りです。

● **腹部大動脈瘤破裂**
　腹部を通る大動脈の壁が加齢によって劣化し、動脈の圧力に負けてぷくっと膨れるのが**大動脈瘤**で、それが破裂すると突然激しい腹痛が起きる。適切な処置をしないと死亡する可能性が高い。

● **消化管穿孔**
　穿孔とは穴が開くこと。ストレスなどによる**潰瘍**、血管の閉塞で起こる腸壁の**壊死**、外傷、ボタン電池などの腐食性のものを飲み込んだことなどが原因で、消化管の壁に穴が開くと激しい腹痛が起こる。痛みは肩の方に広がることもある。消化管の中の細菌や消化液が腹腔に漏れ出し、ひどい炎症や感染症を起こす。

● **急性膵炎**
　多量の**飲酒**や**胆石**などが原因で、**膵臓**が出す消化液が逆流し、膵臓自体を消化してしまう病気。みぞおちから左上腹部、背中などに激しい腹痛が起きる。重症の場合、ほかの臓器にも障害が広がり、死亡することがある。

 試験に出る語句

急性腹症
激しい腹痛があり、緊急手術が必要と考えられる状態のこと。腹部大動脈瘤破裂や消化管穿孔などが疑われる。

 キーワード

穿孔
穴が開くこと。消化管穿孔が代表的。ほかに角膜穿孔などがある。

メモ

膵臓が出す消化液
膵液。糖質、たんぱく質、脂質を分解する消化酵素を含む強力な消化液。

急性腹症の症状

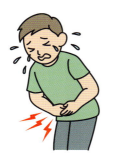

激しい腹痛で緊急手術が必要と思われる状態を急性腹症という。話ができないほどの腹痛のほか、嘔吐、高熱、意識障害などを伴うこともある。

急性腹症の主な病気と特徴

腹部大動脈瘤破裂

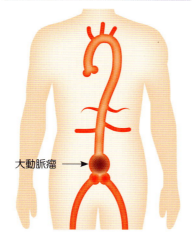

腹部の大動脈の壁が膨れてできる大動脈瘤が破裂するもの。適切な処置をしないと死亡する。

消化管穿孔

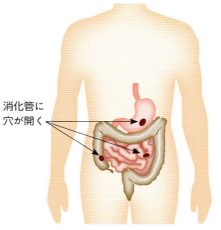

潰瘍や腸壁の壊死、外傷などが原因。消化管内の細菌や消化液が腹腔に漏れ出し、ひどい炎症や感染症を起こす。

急性膵炎

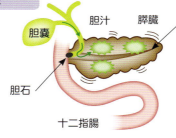

多量の飲酒や胆石などが原因で、膵液が逆流し、膵臓自体を消化する。重症の場合、ほかの臓器にも障害が広がり死亡することがある。

201

いろいろな痛みと疾患

泌尿器、生殖器系の痛み

- 激痛が起こる尿管結石は尿管に石が引っかかったもの。
- 尿管結石は高尿酸血症、飲酒、感染症などが引き金になる。
- 女性に多い膀胱炎では排尿時痛が起こる。

激しい痛みが生じる尿管結石

　泌尿器とは体内の老廃物を尿として捨てる働きをする臓器のことで、尿をつくる**腎臓**、尿を腎臓から膀胱に送る**尿管**、尿をためる**膀胱**、膀胱から尿を排泄する**尿道**があります。これらに結石や炎症があると、腰や下腹部などに痛みが生じることがあります。

　特に激しい痛みを起こすのは**尿管結石**です。腎臓でできた尿が集まる**腎盂**の辺りで尿の成分が結晶をつくり、そこにさらに尿の成分がくっついていくと石になります。腎盂に石があるだけでは無症状のこともありますが、石が尿管に落ちてきて、尿管の途中で引っかかると激痛に襲われます。痛みは腰や脇腹に現れることが多く、下腹部や鼠径部に広がることもあります。尿管結石は、**高尿酸血症**、水分をあまり取らない習慣、過度の飲酒、**感染症**などが原因・要因になるので、生活習慣を変えないと再発することも少なくありません。

女性に多い膀胱炎

　排尿時に痛む場合は**膀胱炎**が疑われます。特に排尿の最後に痛むことが多く、**残尿感**や**頻尿**、尿が濁るなどの症状が伴います。外陰から細菌が尿道、膀胱へと侵入するのが主な原因で、尿道が短い女性に多い病気です。水分摂取が足りなかったり、排尿を我慢してしまう習慣は膀胱炎の要因になります。なかなか治らなかったり何度も繰り返す場合は、膀胱炎になりやすい生活習慣があるか、糖尿病やほかの尿路の病気などが隠れていることがあります。

 試験に出る語句

尿管結石
尿管に結石が引っかかると激痛が起こる。石は、尿管の生理的狭窄部である総腸骨動脈との交差部に引っかかることが多い。尿管結石を含めて尿路にある結石は尿路結石と総称される。

膀胱炎
膀胱の炎症で、外陰の細菌などが尿道を通って膀胱に達して炎症を起こすもの。尿道が短い女性に多い。

キーワード

泌尿器
尿をつくって排泄する働きをする臓器のことで、腎臓、尿管、膀胱、尿道を指す。病院の診療科としての泌尿器科は、一般に腎臓を除いた各臓器を担当する。

メモ

膀胱炎は発熱しない？
一般に単なる膀胱炎では発熱しない。膀胱炎のような症状があり高熱がある場合は、感染が膀胱から尿管を通じて腎盂・腎臓まで広がった急性腎盂腎炎の可能性がある。

尿管結石の病態と症状

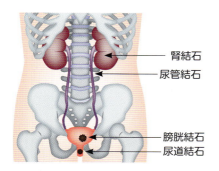

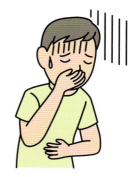

尿路（腎臓・尿管・膀胱・尿道）で尿の成分が石になったものを尿路結石といい、石の場所によって腎結石、尿管結石、膀胱結石などと呼ばれる。特に尿管結石は激痛を起こす。

尿管結石では、腰痛、脇腹の痛み、鼠径部の痛み、吐き気や嘔吐、発熱などが起こる。

膀胱炎の病態と症状

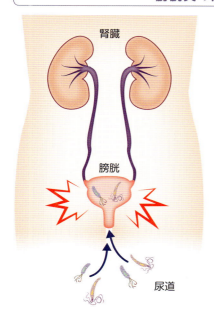

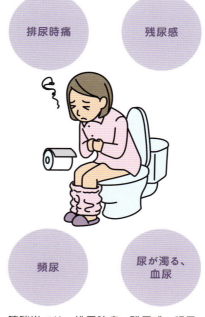

外陰にいる細菌が尿道から膀胱へ入って炎症を起こす。特に大腸菌による感染が多い。

膀胱炎では、排尿時痛、残尿感、頻尿、尿が濁るなどの症状が出る。

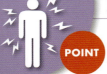

いろいろな痛みと疾患

婦人科疾患による痛み

POINT
- 月経痛が年々ひどくなるのは子宮内膜症の可能性がある。
- 卵巣茎捻転は卵巣の回転で靭帯がねじれて激痛が起こる。
- 卵管妊娠で卵管が破裂すると激しい腹痛を起こす。

月経痛の程度は人それぞれ

子宮や卵管などに関連する痛みで一般的なのは月経痛です。多くの女性が月経痛を経験しますが、しくしくと軽い痛みを感じる程度の人から、鎮痛薬が必要だったり、寝込んでしまうほどひどく痛む人もいます。

月経痛は、子宮が月経血を押し出そうとぎゅーっと収縮するために起こります。子宮が未熟などの理由で子宮口が狭いと月経血がうまく排出できず、子宮がさらに強く収縮するため痛みが強くなります。20代後半から30代になって子宮が十分に成熟すると、月経痛も軽くなります。

年々月経痛がひどくなる、鎮痛薬もほとんど効かず、学業や仕事に支障が出るといった場合は子宮内膜症の可能性があります。子宮内膜症は、子宮内にあるべき内膜の組織が、卵管や子宮筋内などに入り込み、月経のたびに出血するものです。不妊と関係があるともいわれるので、痛みは我慢せず、医師の診察を受けることが大切です。

婦人科系の急性腹症

婦人科系の急性腹症（P.200参照）には卵巣茎捻転や子宮外妊娠、卵管破裂があります。

卵巣茎捻転は、卵巣嚢腫などで腫れた卵巣が重みなどによって回転し、卵巣を支える靭帯がねじれる病気です。突然激痛が起こり、吐き気や発熱を伴います。

子宮外妊娠、卵管破裂は、受精卵が卵管内に着床してしまい、成長に耐えきれず卵管が破裂するものです。若い女性の急性腹症にはこのケースが少なくありません。

試験に出る語句

子宮内膜症
子宮内膜の組織が卵管や卵巣、子宮筋内、腹腔などに散らばったり入り込んだりして、月経周期に伴って出血する。月経痛が強く、年々ひどくなる。

卵巣茎捻転
卵巣嚢腫などで腫れた卵巣が回転し、それを支えている靭帯がねじれる。腹部に激痛が起こる。

子宮外妊娠
受精卵が子宮内以外の場所で着床してしまうもの。卵管や腹膜などに起こる。卵管内に着床した場合、成長すると卵管が破れてしまい激痛が起こる。

キーワード

急性腹症
激しい腹痛で緊急手術が必要と思われる状態のこと。卵巣茎捻転などは急性腹症である。

メモ

子宮内膜症は妊娠・出産で軽減することも
妊娠すると月経が停止するため、異常な場所にある子宮内膜も成長しない。ひどい月経痛が妊娠・出産で軽減する人が少なくない。

子宮内膜症

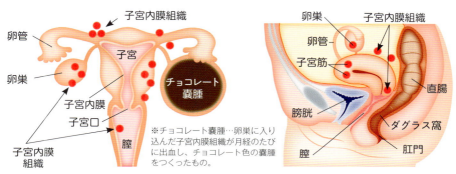

※チョコレート嚢腫…卵巣に入り込んだ子宮内膜組織が月経のたびに出血し、チョコレート色の嚢腫をつくったもの。

子宮内膜組織が、子宮内以外の場所に散らばったり入り込んだりして、そこで増殖、出血を繰り返す。激しい月経痛を伴い、また年々悪化することも多い。

婦人科系の急性腹症

卵巣茎捻転

卵巣嚢腫などで卵巣が腫れると、その重さで回転してしまうことがある。すると卵巣を支えている靱帯がねじれて激痛が起こる。90度でも回転すると痛みが生じる。

子宮外妊娠、卵管破裂

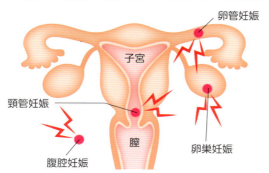

卵管が破裂すると激痛が起こる

受精卵が子宮腔以外のところに着床することを子宮外妊娠という。特に卵管妊娠では、受精卵の成長に耐えられず卵管が破裂する。すると腹部に激痛が生じる。
※腹腔妊娠では、稀に赤ちゃんがきちんと成長することがある。

いろいろな痛みと疾患

腰の痛み① 急に起こる激しい腰痛

POINT
- 急に腰痛が起こるものを急性腰痛症という。
- ぎっくり腰は症状は激しいが自然に治る可能性が高い。
- 急に腰痛を起こす病気には腰部椎間板ヘルニアなどがある。

いわゆるぎっくり腰や椎間板ヘルニア

　突然、腰に激痛が走るものを**急性腰痛症**といいます。日常的なのは、重い物を持ち上げようとした瞬間に腰に激痛が走り、そのまま動けなくなるいわゆる**ぎっくり腰**です。原因は、腰への急な負荷のほか、筋肉の疲労、加齢などです。この場合、まずは安静にして痛みが和らぐのを待ち、その後、徐々に体を動かすなどして回復を図ります。症状が激しいわりに自然に治癒する可能性が高い病気です。

　急性腰痛症を起こす病気には、**腰椎分離・すべり症**、**腰部椎間板ヘルニア**、**腰椎圧迫骨折**などがあります。**尿管結石**（P.202参照）や**急性膵炎**（P.200参照）、**腎盂腎炎**など内臓の病気でも腰痛が出ることがあるので、単なるぎっくり腰だと放置せず、検査を受けることが大切です。

＜主な病気と特徴＞

　主な病気と特徴は以下の通りです。

● **腰椎分離・すべり症**

　腰椎の一部が骨折し、**椎骨**が前後に分かれるものを分離症、その結果、椎骨が前方にすべるものをすべり症という。思春期の過度なスポーツが原因になることがある。

● **腰部椎間板ヘルニア**

　椎体の間に挟まっている**椎間板**の**線維輪**に亀裂ができ、そこから髄核が飛び出して神経を圧迫する。腰痛のほか、足のしびれや運動障害が起こることがある。

● **腰椎圧迫骨折**

　腰椎の**椎体**がつぶれるように骨折する。**骨粗鬆症**や外傷が原因である。

試験に出る語句

急性腰痛症
急に腰痛が起こったもの。日常的なのはぎっくり腰。

腰椎分離・すべり症
腰椎の一部が骨折して椎骨が前後に分離したのが分離症、その結果、椎骨が前にすべってしまったものがすべり症。腰部に起こると腰痛や下肢のしびれなどが出る。

キーワード

ぎっくり腰
重いものを持ったとき、靴を履こうと前かがみになったときなどに、突然腰に激痛が起こる。神経や椎間板には異常はなく、通常は徐々に自然に治る。

メモ

腰椎の角度がすべり症を起こす
腰椎は前弯しているため、椎体には角度がついていて、分離すると椎骨が前方にすべり落ちやすい。胸椎では椎骨がほぼ垂直に積み重なっていて、角度がないためすべりにくい。

ぎっくり腰

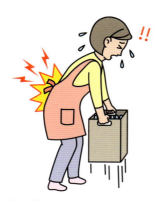

● ぎっくり腰が発症したら

痛みが和らぐまで、しばらく安静にする。痛みが軽減してから動き出すこと。

膝を立てて仰向けに寝る

膝を曲げて横向きに寝る

重い物を持ったとき、前かがみになったときなどに、急に腰に激痛が走り、そのまま動けなくなる。椎間板などに異常はなく、一般に徐々に自然に治癒する。

腰椎分離・すべり症

腰椎分離症　　腰椎すべり症

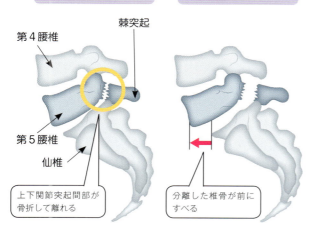

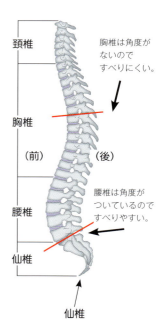

腰椎の一部が骨折して椎体と椎弓が分離するのが分離症。その結果、椎骨がすべって前方にずれるのがすべり症。すべり症を起こすと神経を圧迫し、痛みやしびれなどの症状が出る。

第5章 いろいろな痛みと疾患

腰の痛み① 急に起こる激しい腰痛

207

いろいろな痛みと疾患

腰の痛み② 慢性的な腰痛

POINT
- 3カ月以上続く腰痛を慢性腰痛という。
- 慢性腰痛は、脊髄腫瘍や悪性リンパ腫などの可能性もある。
- 慢性腰痛は自然治癒する可能性は低いので適切な治療が必要。

長引く腰痛の原因はさまざま

一般に腰痛が3カ月以上続いている状態を**慢性腰痛**といいます。**急性腰痛**で治療をしているのになかなか痛みが引かない場合や、いつの間にか痛みが生じてずっと痛い、または徐々に痛みが増すといったケースがあります。

慢性腰痛の場合に疑われる病気には、**椎間板ヘルニア**などの急性腰痛（P.206参照）が長引いた状態のほか、**変形性腰椎症**や**側弯症**などの脊椎・脊柱の変形、**化膿性脊椎炎**、**脊椎カリエス**（**結核菌**による脊椎の炎症）、脊椎や脊髄の**腫瘍**、**悪性リンパ腫**などがあります。放置すると命にかかわる病気もあるので、長く腰痛に悩まされている場合は一度医師に相談してみるべきです。腰痛の原因になっている病気が判明すれば、その治療を行ないます。

検査をしても異常が見つからない腰痛

腰痛があるのに骨・筋肉、神経、内臓に異常が見つからないこともあり、そのようなものを**腰痛症**といいます。悪い姿勢などによる腰の疲労、腰に負担がかかるような重労働、運動不足、肥満、加齢などが関係しています。

強いストレスやうつ傾向などによる腰痛を**心因性腰痛**といいます。前に患った急性腰痛がつらかったために、痛みに対する不安や恐怖感が増幅されて痛いと思い込んだり、ストレスなどによって痛みを抑制する脳の働きが弱まるのが要因と考えられています。

これらの慢性腰痛はそのまま自然に治る可能性は低く、適切な治療や生活習慣の改善が必要です。

試験に出る語句

慢性腰痛
3カ月以上続く腰痛。急性腰痛が治らず長引く、徐々に痛くなる、痛みが強くなるといったケースがある。

心因性腰痛
筋肉や骨、神経、内臓などに異常がないのに痛む。過去の腰痛の体験や、ストレス、不安などによって痛みを抑制する働きが弱まることなどが原因。

キーワード

心因性
メンタルな問題で生じるという意味。感染や炎症、血流の問題などがないのに症状がある。ただし「気のせい」ではない。確かに本人は痛みを感じていて、つらい思いをしている。

メモ

結核による脊椎カリエス
肺結核から血流に乗って結核菌が脊椎にたどりつき、炎症を起こす。腰椎に多い。結核は過去の病気ではなく、近年も一定数の肺結核患者が出続けている。

慢性腰痛

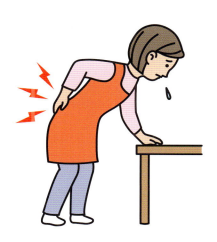

3カ月以上続く腰痛。疲労が原因のこともあるが、がんや感染症など深刻な病気の場合があるので医師の診察を受けることが大切。

● 心因性腰痛

過去のつらい腰痛の体験や、ストレス、不安、恐怖感が関係して腰痛に悩む。ストレスにより痛みを抑制する働きが弱まるのも要因。決して気のせいではない。

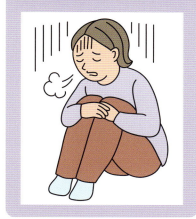

慢性腰痛の原因疾患

変形性腰椎症

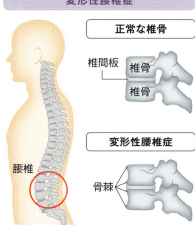

加齢で椎骨の一部が突出し、神経を刺激する。

側弯症

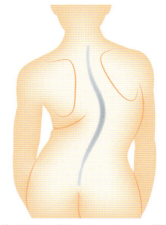

脊柱が左右に弯曲しているもの。脊柱のねじれを伴う。

骨折による痛み

POINT
- 骨折時に痛むのは骨膜に侵害受容器があるため。
- 骨膜への刺激、周囲の組織の損傷や圧迫などにより痛む。
- 外傷性骨折、疲労骨折、病的骨折、脆弱性骨折がある。

骨折すると痛いのは骨膜に神経があるから

骨そのものには痛みを感知する神経はないので、骨だけが折れても痛みは感じません。骨折するとひどく痛いのは、骨を覆う骨膜に痛みを感じる受容器が高密度で存在しているからです。骨折時は、骨だけでなく骨膜も傷つくので、それを感知して強い痛みを感じるのです。

また、骨折するような外力が働いた場合、骨の周りの血管や筋肉などの組織も傷つきます。骨折した骨の鋭い先端が周囲を傷つけることもあります。するとそこに分布する神経が痛みを感知したり、出血などによって患部が腫れ、周囲を圧迫することで痛みを感じます。

骨折はその原因によって、事故やスポーツなどでの**外傷性骨折**、オーバートレーニングなどによる**疲労骨折**、骨腫瘍などによる**病的骨折**、高齢者の骨粗鬆症による骨折などの**脆弱性骨折**に分けることができます。

応急手当と治療の基本は患部の固定

局所に強い衝撃が加わって強い痛みがあったり、四肢などが変形していて骨折が疑われるときは、患部を固定し、早急に医師の診察を受ける必要があります。固定の基本は骨折部の上下の関節を動かないようにすること、変形がある場合はそのままの形で固定することです。骨が皮膚を突き破った**開放骨折**の場合は出血と感染が命取りになることがあり、応急処置にも注意が必要です。このようなケースは救急搬送が必要ですから、緊急通報する際に応急処置の方法を確認し、指示に従うことが大切です。

試験に出る語句

骨膜
骨の周りを覆う膜。痛みを感知する受容器が高密度で存在している。成長期には骨の形成にかかわっている。

キーワード

疲労骨折
1カ所に繰り返し負荷がかかることで、"金属疲労"のような状態が起こり、あるとき負荷に耐えられなくなると折れる。マラソン選手などの足に起こりやすい。

骨粗鬆症
主に高齢者で、骨に鬆が入ったようになってもろく弱くなった状態。女性の場合、女性ホルモンが骨代謝に関係しているため、閉経後に急速に骨粗鬆症が進む。

メモ

骨折で変形していたら
変形を無理に治そうとすると、折れた断端が周囲の組織を傷つけるので、専門家に任せるべき。変形した形のままで搬送するのが基本。

骨折の種類

外傷性骨折

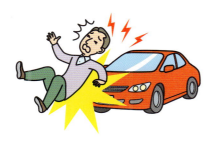

交通事故による骨盤や下肢の骨折、スポーツによる骨折など。

疲労骨折

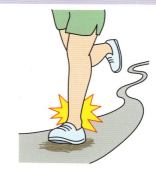

マラソン選手などで、同じ所に繰り返し負荷がかかることで徐々に"金属疲労"を起こし、ある日負荷に耐えきれず折れる。

病的骨折

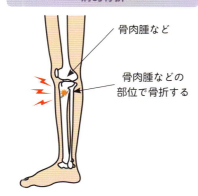

骨の腫瘍などの疾患があり、その部分で骨折する。

脆弱性骨折

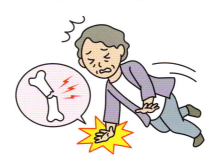

高齢者の骨粗鬆症など、骨がもろくなっているために、少しの衝撃で骨折してしまう。

● 骨折時の固定

最低でも骨折部の上下2つの関節を固定。変形があるときは、そのままの状態で固定する。

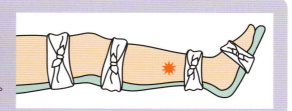

いろいろな痛みと疾患

筋肉の痛み

POINT
- 筋肉痛の原因は筋線維が切れて炎症が起こるためと考えられる。
- 強い筋収縮の際に伸展する方向の力がかかると筋断裂を起こす。
- 部分的な筋断裂は一般に肉離れと呼ばれる。

筋肉痛のメカニズムははっきり分かっていない

　強い運動をした後に筋肉が痛くなるものを**筋肉痛**といいますが、そのメカニズムははっきり分かっていません。現在のところ、運動によって**筋線維**が傷つき、そこに軽い炎症が起き、**発痛物質**が放出されるためだと考えられています。筋肉に**乳酸**がたまるためといわれることがありますが、筋肉で発生した乳酸は、一部がその場でエネルギー源として利用され代謝されてしまうほか、血液によって流れ去ってしまうので、筋肉にいつまでもたまっていることはなく、筋肉痛の原因にはなり得ません。

　筋肉痛は自然に治ります。痛みが激しいときは安静にし、ある程度和らいできたら入浴、軽いマッサージ、ストレッチングなどで回復を図ります。

筋肉が損傷する肉離れによる痛み

　急に動作を起こしたときなどに、筋肉や筋肉が裂けたり断裂したりするものを**筋断裂**といいます。部分的な断裂は一般的に**肉離れ**と呼ばれています。受傷した瞬間に激痛を感じ、それ以上運動が続けられなくなります。

　筋肉の強い収縮と同時に、逆に強く伸ばされるような方向の力が加わったときに起こりやすいといわれています。スポーツで発症することが多く、筋肉の疲労や加齢、ストレッチングなどの準備運動の不足などが要因です。

　直ちに運動を中止し、患部を冷やし、軽く圧迫します。完全に断裂していると手術が必要なので、必ず整形外科で診察を受けることが大切です。

試験に出る語句

筋肉痛
原因は分かっていない。運動によって筋線維が切れ、炎症が起こるためではないかと考えられている。乳酸がたまるからではない。

筋断裂
強い筋収縮とともに筋肉が裂けたり切れたりするもの。完全に断裂した場合は手術が必要。

キーワード

肉離れ
一般に、筋肉が裂けたり切れたりする筋断裂のうち部分的なもの。

乳酸
ぶどう糖などのエネルギー源を代謝してエネルギーを取り出すプロセスの途中でできる物質。酸素を必要としない無酸素性解糖で産生される。

メモ

筋肉痛が出ない運動は無駄？
筋肉痛が起こらない程度の運動でも運動効果はある。むしろひどい筋肉痛が出ると運動ができなくなるので、中高年者では筋肉痛があまり出ない程度の運動することが大切。

筋肉痛のメカニズム

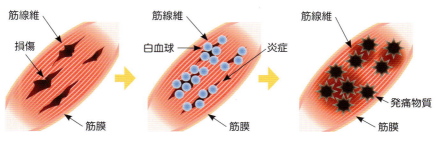

運動によって筋線維が切れる。

損傷した部分に白血球が集まってきて炎症が起こる。

炎症部分から発痛物質が出て痛みが生じる。

筋肉痛は運動による筋線維の損傷が原因と考えられている。そのため、運動をした後に"筋肉痛を予防"することはできない。運動直後は炎症を抑えるために冷却し、痛みが軽減してきたら温めて回復を図るしかない。

筋断裂

部分断裂

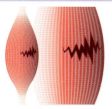

完全断裂

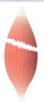

筋断裂には、裂ける程度のもの、一部が断裂するもの、完全に断裂するものなどさまざまな程度のものがある。完全に断裂すると手術が必要。

Athletics Column
筋断裂のメカニズム

　筋の断裂は、急な動作を行なったとき、筋肉が強く収縮すると同時に強く伸ばされる（例えば、疾走中、筋肉が収縮している最中に、接地して地面からの反力がかかる）などのときに、起こりやすくなります。特に、筋肉が疲労していたり、ストレッチングなどの準備運動が不足しているときに多発します。

関節の痛み

POINT
- 関節包や靱帯の損傷、関節の炎症などで痛みが出る。
- スポーツ外傷、オーバーユースによる障害などによる痛み。
- 加齢、全身性疾患などが原因の痛みもある。

関節包や靱帯付着部で痛みを感じる

関節は、2個以上の骨とそれらをつなぐ靱帯、関節部を包む関節包でできています。骨同士が接する部分の表面には、動きを滑らかにし衝撃を和らげる関節軟骨が付き、関節包の中には関節包の内面を覆う滑膜から分泌される滑液が入っています。さらに、骨と骨の間にクッション材（膝の半月板など）が挟まっている関節もあります。痛みを感知する神経は、軟骨にはなく、関節包や靱帯の付着部などに付いています。

例えば足首を捻挫した場合、ひねった瞬間にピリッと痛みます。これは関節包などが引き伸ばされたのを神経が感知した痛みで、長くは続きません。その直後からじわりと生じてくる痛みは、関節内で発痛物質が生じたり、関節や周囲の組織が損傷することで始まる炎症によるものです。さらにその後、じっとしていても痛い自発痛や、動かすと痛む体動時痛が生じるのは、炎症が進んで滑膜が増殖したり、滑液が増えて関節包の内圧が上がり（腫れた状態）、痛みの神経を刺激するためです。

関節に痛みが出る外傷や病気

関節痛は、スポーツ中の捻挫などの外傷、トレーニングやスポーツでのオーバーユースによる関節の障害や炎症、変形性関節症などの加齢による関節の劣化や機能低下などで起こります。また、痛風、関節リウマチや全身性エリテマトーデスなどの膠原病、骨のがん（骨肉腫）、化膿性関節炎などでも関節に痛みが生じます。

 試験に出る語句

関節包
関節を覆って支持するとともに、中に滑液を入れて関節の動きをスムーズにする。痛みの受容器がある。

キーワード

滑膜・滑液
関節包の内張りが滑膜で、そこから分泌される滑液が関節腔を満たす。滑液は関節の潤滑液となる。

 メモ

自発痛と体動時痛
自発痛とは、じっとしていても痛みがあること。体動時痛とは、じっとしていれば痛みはないが、その部分を動かすと痛むこと。痛み方で病気や程度が推測できる。

関節の構造（膝）

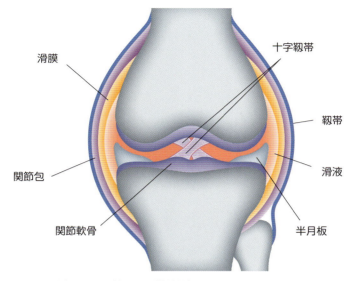

痛みを感じる受容器は、関節包や靱帯付着部などにあり、関節軟骨にはない。関節包などが損傷したり、関節に炎症が起きて腫れると痛みが生じる。

関節に痛みが生じる主な外傷や病気

スポーツ外傷・障害

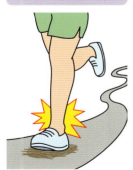

スポーツ外傷・障害では、股関節や膝関節など下肢の関節の痛みが生じることが多い。膝の半月板損傷、靱帯損傷、ランナー膝などが多い。

変形性関節症

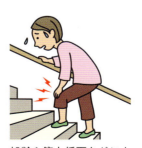

加齢や筋力低下などにより、関節の軟骨が傷ついたり炎症を起こしたり、骨が変形して痛みが出る。股関節や膝関節に起こると歩行が困難になる。

関節リウマチなどの全身性の病気

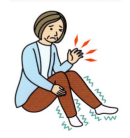

関節リウマチや全身性エリテマトーデスなどの全身性の病気の中に関節痛を起こすものがある。関節リウマチでは関節が破壊され、激しい痛みが起こる。

いろいろな痛みと疾患

股関節の痛み

POINT
- 加齢による変形性股関節症は歩行など生活に支障をきたす。
- 大腿骨頭壊死は厚生労働省の難病に指定されている。
- 高齢者が股関節を骨折すると寝たきりになることがある。

加齢による変化で生活に支障が出ることも

骨盤と大腿骨がつながる股関節に痛みがある場合は、変形性股関節症、大腿骨頭壊死、関節リウマチや関節炎が股関節に起きたもの、股関節の構造上の問題や加齢、大腿骨頸部骨折などが考えられます。また妊娠後期になると股関節に痛みが出ることも少なくありません。

＜主な病気と特徴＞

股関節痛を生じる主な病気と特徴は以下の通りです。

● 変形性股関節症

関節軟骨が摩耗し、むき出しになった骨が壊れたり、何らかの刺激に反応して骨が増殖して起こる。先天性股関節脱臼や、大腿骨頭を受ける骨盤側のへこみ（臼蓋）の形成不全などがある人はリスクが高い。歩行など生活に支障がある場合、人工股関節に換える手術をすることがある。

● 大腿骨頭壊死

厚生労働省の難病に指定されている。大腿骨の骨頭に血液が届きにくくなって壊死する。壊死が軽いと無症状だが、壊死した部分がつぶれると痛みが生じる。原因ははっきりしないが、ステロイド薬を投与している人や過度の飲酒をする人に起こるケースがある。

● 大腿骨頸部骨折

特に高齢者で骨粗鬆症があると、転倒しただけで大腿骨頸部（骨頭の下の部分）が折れてしまう。これをきっかけに寝たきりになってしまうケースもあるので、高齢になっても下肢の筋肉を維持し、転倒しないようにすることが大切である。

 試験に出る語句

変形性股関節症
加齢などにより股関節の軟骨が摩耗し、骨の破壊、増殖などが起こる。女性に多い。

大腿骨頸部骨折
転倒などによって大腿骨の頸部が骨折する。高齢者で骨粗鬆症があると簡単に骨折し、以後、寝たきりになるケースが少なくない。

🔒 **キーワード**

先天性股関節脱臼
出生時に股関節がしっかりはまっていない（脱臼している）こと。

臼蓋
股関節を構成する骨盤にある、大腿骨がはまり込むためのくぼみ。

 メモ

妊娠後期の股関節痛
妊娠して体重が増加すること、妊娠中のホルモンによって関節に緩みが出ることなどが原因。適度な運動で関節を支えること、良い姿勢を保つことが大切。

股関節に痛みが生じる主な病気

変形性股関節症

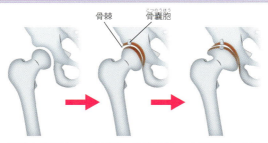

正常な股関節

進行期。軟骨が摩耗して関節のすき間が狭くなる。骨棘や骨囊胞が見られる。

末期。骨の変形が進み、関節のすき間がほとんどなくなる。

大腿骨頭壊死

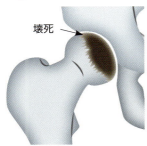

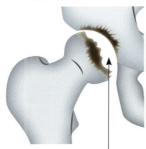

壊死した部分がつぶれる

大腿骨の骨頭の部分に壊死が起き、進行してつぶれると痛みが生じる。

大腿骨頸部骨折

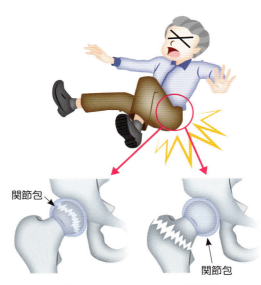

内側骨折　　外側骨折

転倒するなどして大腿骨頸部を骨折する。股関節寄りの内側骨折と、股関節から遠い所の外側骨折がある。寝たきりのきっかけになることがある。

217

いろいろな痛みと疾患

膝の痛み

POINT
- スポーツによる半月板や靭帯、軟骨の損傷で痛みが出る。
- 繰り返す激しい動作で筋肉や腱を痛める場合がある。
- 中高年の膝の痛みは変形性膝関節症のことが多い。

膝はスポーツで外傷や障害を負いやすい

膝関節痛が起こる外傷や病気には、半月板損傷や靭帯損傷（前・後十字靭帯）、ランナー膝などのスポーツ障害、中高年者に多い変形性膝関節症、全身の関節が侵される関節リウマチ、小児に起こるオスグッド・シュラッター病などがあります。激しいスポーツ、O脚やX脚、加齢、肥満、運動不足による筋力低下などがリスクになります。

＜主な外傷・病気と特徴＞

主な外傷・病気と特徴は以下の通りです。

● 半月板損傷、靭帯損傷（前・後十字靭帯）

大腿骨と脛骨の間に挟まっている半月板や、膝関節の中心部にある前・後十字靭帯が、激しいスポーツなどによって損傷する。自然治癒はしない。

● ランナー膝

走る動作により、腸脛靭帯（膝の外側にある）が大腿骨外顆に繰り返しこすれて炎症が起きる腸脛靭帯炎。陸上長距離選手、バスケットボールや自転車などの選手に多い。

● 変形性膝関節症

加齢や筋力低下などにより、膝の軟骨が擦り減ったりして炎症を起こし、軟骨がなくなって骨棘ができる。膝の痛み、変形（O脚やX脚になる）、膝が曲げられない・伸ばせないなどの症状が出る。女性や肥満者に多い。

● オスグッド・シュラッター病

10歳以上の活発にスポーツをする男児に多い。ジャンパー膝とも呼ばれる。脛骨の大腿四頭筋停止部が繰り返し引っ張られて炎症を起こし、骨が突出したり剥離する。

試験に出る語句

ランナー膝
腸脛靭帯が摩擦で炎症を起こす。走る動作を繰り返すスポーツの選手に多い。

オスグッド・シュラッター病
10歳以上の活発に運動する男児に多い。脛骨の大腿四頭筋停止部が突出して痛む。ジャンパー膝とも呼ばれる。

キーワード

半月板
脛骨の上に乗る半月状の軟骨組織。上に大腿骨を乗せ、関節のクッション材となる。激しい衝撃で裂けたり欠けたりした場合、自然治癒はしない。

前・後十字靭帯
膝関節の中に付く靭帯で、関節の前後の動揺を防ぐ。ジャンプして着地するときなどに損傷しやすい。切れた場合、自然治癒はしない。

メモ

膝に水がたまるのは
関節内に炎症があると滑液の分泌が増し、関節包内の水分量が増えるため関節が腫れて痛む。過剰な場合は水を抜く処置をする。

膝関節に痛みが生じる主な病気

膝関節の構造（右膝を上から見たところ）

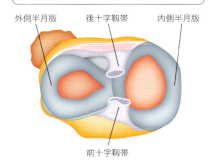

半月板損傷

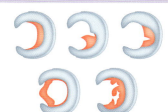

半月板に亀裂ができたり、それが広がって穴が開いたようになる。ぼろぼろになった軟骨が遊離して関節内で動き回るようになることがある（関節ねずみ）。

前・後十字靱帯損傷

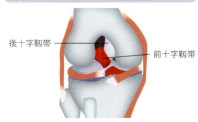

前十字靱帯損傷は、高くジャンプして着地したときなどに起こりやすい。関節内の靱帯なので、自然治癒はしない。

ランナー膝

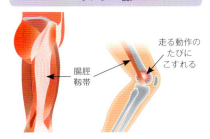

腸脛靱帯が、走る動作のたびに大腿骨外顆にこすれて炎症を起こす。

変形性膝関節症

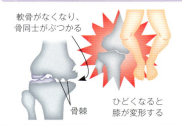

膝の軟骨が擦り減ったり傷ついたりして炎症を起こし、やがて軟骨がなくなって骨同士がぶつかるようになる。また、骨棘ができるなどして変形する。ひどくなるとO脚やX脚になる。

オスグッド・シュラッター病

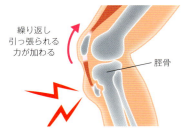

大腿四頭筋が繰り返し引っ張られることで、筋が脛骨に付く部分が突出したり剥離したりする。10歳以上の活発にスポーツをする男児に多い。

足部・足趾の痛み

いろいろな痛みと疾患

POINT
- マラソン選手などは中足骨の疲労骨折を起こすことがある。
- 先の細い靴を履き続けることなどで外反母趾が起こる。
- 高尿酸血症から足の親指（母趾）が痛む痛風を起こすことがある。

女性は外反母趾、男性は痛風が多い

足の痛みは、命にかかわるようなものでなくても、歩行に支障が出るため日常生活に大きな影響を及ぼします。足部や足趾に痛みが出る外傷や病気には、マラソン選手などに多い中足骨の疲労骨折、女性に多い外反母趾やモートン病、中高年男性に多い痛風などがあります。

＜主な外傷・病気と特徴＞

主な外傷・病気と特徴は以下の通りです。

●中足骨疲労骨折

マラソンなどで、足のアーチをつくる中足骨に繰り返し衝撃が加わることで疲労骨折を起こす。足の甲に痛みが生じる。激痛でない場合、骨折と気づかないこともある。

●外反母趾

母趾が外側に強く曲がってしまい（外反）、歩行時に母趾の付け根の突出部が靴に当たって痛む。ひどくなると靴を履かなくても痛むようになる。扁平足の傾向や、先の細い靴を履くことなどが要因。女性に多い。

●モートン病

ハイヒールを長時間履いていたり、かかとを上げてつま先立ちをするような姿勢を続けることで、中足趾節関節の部分で神経が圧迫され、しびれや痛みなどが起こる。

●痛風

高尿酸血症があり、血中尿酸が関節部で結晶をつくると、それを免疫が異物として攻撃して炎症を起こす。痛みは激痛で、発作的に起こる（痛風発作）。特に母趾の付け根に起こることが多い。圧倒的に男性に多い。

試験に出る語句

外反母趾
先が細い靴を履く習慣などにより、母趾が外反し、付け根が突出する。突出部が靴に当たって痛みが出たり、悪化すると歩くだけで痛むようになる。

痛風
高尿酸血症があり、血液に溶けきれなくなった尿酸が結晶化し、そこに炎症が起こると激しく痛む。母趾の付け根に起こることが多い。

キーワード

外反
足趾が体の中心から外に向かって曲がる（または曲げる）こと。外反母趾では、片足だけを見ると趾が足の中心に集まって"内"に向かうように思うが、それは間違い。

メモ

「痛風」の意味
痛風の痛みはとても激しく、風が吹くだけでも痛いということから痛風と呼ばれるようになったとされる。

足部・足趾に痛みが生じる外傷・病気

中足骨疲労骨折

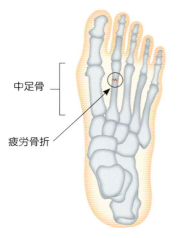

マラソン選手などに多い。足のアーチに繰り返し衝撃が加わって、疲労骨折を起こす。第2・3中足骨に多い。

外反母趾

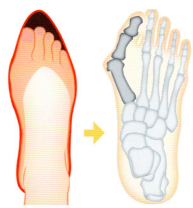

先の細い靴を履き続けるなどの習慣が要因で、母趾が外反し、母趾の付け根が突出する。母趾の中足骨は内反する。突出部が靴に当たると痛かったり、歩行するだけで痛かったりする。

モートン病

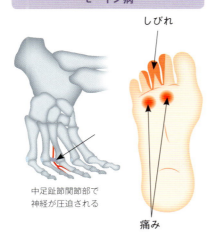

ハイヒールなど、つま先立ちの姿勢を続けると中足趾節関節部分で神経が圧迫される。痛みやしびれは第2〜4趾やその付け根に起こりやすい。

痛風

母趾以外に炎症が起きやすい場所

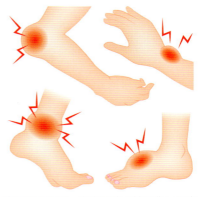

高尿酸血症で、血中尿酸が結晶化して炎症が起こると激痛が起こる。急に激しく痛むため痛風発作と呼ばれる。母趾の付け根が多いが、足の甲や手首などに起こることもある。生活習慣病。

長く歩けない間歇性跛行

POINT
- 間歇性跛行とは、歩くと足が痛み、休むと歩ける状態。
- 閉塞性動脈硬化症や腰部脊柱管狭窄症が間歇性跛行の原因。
- 腰部脊柱管狭窄症では上体を前傾すると症状が和らぐ。

高齢で歩行中に足が痛くなるのは間歇性跛行かも

間歇とは、何かの出来事が間隔を置いて起きたり止んだりすることです。また跛行とは、足を引きずるなど、バランスよく真っすぐ歩けないような歩行のことです。そして間歇性跛行とは、しばらく歩いていると足が痛くなったり筋肉が硬く張るような感じがして歩けなくなり、少し休むと痛みが消えてまた歩けるということを繰り返す状態のことです。間歇性跛行は、主に閉塞性動脈硬化症や腰部脊柱管狭窄症などによって起こります。

閉塞性動脈硬化症は、食べ過ぎや運動不足、肥満、高血圧、糖尿病などの生活習慣病、加齢などが原因で、下肢に向かう比較的太い動脈に動脈硬化が起きたものです。動脈硬化によって動脈の内腔が狭くなっているため、歩行などの活動をすると筋肉に十分な血液が届かなくなり、酸欠になった筋肉に痛みが生じます。休むと筋肉の酸素需要が減り、酸欠状態が解消するので痛みが消えるのです。

腰部脊柱管狭窄症は、脊柱の中を貫き中に脊髄などの神経を通している脊柱管が、腰の部分で狭くなったものです。腰の部分には脊髄から下肢に向かう神経の束である馬尾があり、これが圧迫されて痛みやしびれが生じます。この病気による足の痛みは、特に腰を反らすような姿勢をすると生じてきます。それは、腰を反らすと脊柱管の狭窄部がさらに狭くなり、神経を強く圧迫するからです。歩いていて足が痛くなったとき、ただ立ち止まるだけでは改善せず、椅子に座ったり、上体をやや前かがみにして休むと痛みが和らぎます。

 試験に出る語句

間歇性跛行
歩いていると足に痛みなどを感じて歩けなくなり、しばらく休むとまた歩ける状態。

閉塞性動脈硬化症
動脈硬化で動脈の内腔が狭くなり、下肢への血流が悪くなっている状態。間歇性跛行を起こす。

腰部脊柱管狭窄症
骨や椎間板の変形、靱帯の骨化などで、腰部で脊柱管が狭くなり、神経を圧迫する。

 キーワード

脊柱管
脊椎骨が重なってできた脊柱の後方を上下に貫く管で、中に脊髄や神経が通っている。

 メモ

閉塞性動脈硬化症の症状
下肢の冷えやしびれ、進行すると安静時にも足の痛みが生じて睡眠を妨げる。足先に治りにくい潰瘍ができ、壊死に陥ることもある。

間歇性跛行の症状

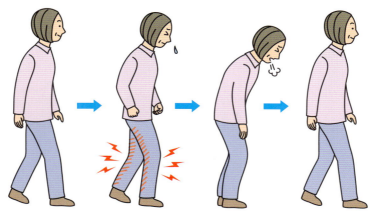

間歇性跛行とは、しばらく歩くと足の痛みや筋肉の張りで歩けなくなり、しばらく休むと痛みなどが消失し、また歩けるようになること。

間歇性跛行の原因

閉塞性動脈硬化症

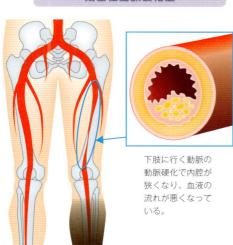

下肢に行く動脈の動脈硬化で内腔が狭くなり、血液の流れが悪くなっている。

下肢に血液を送る動脈に動脈硬化があり、下肢への血流が悪いと、運動時に十分な血液を送れず、筋肉が酸欠になって痛みが起こる。休んで酸素の需要が減れば、症状が消えてまた歩ける。

腰部脊柱管狭窄症

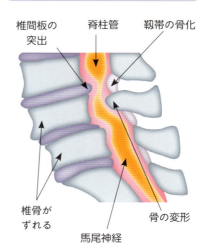

腰椎の部分で脊柱管が狭くなっていると、歩行中に足が痛くなったりしびれたりする。腰を反らすと症状が悪化することが多い。前かがみになって休むと症状が軽減する。

223

全身性の痛み

いろいろな痛みと疾患

POINT
● 全身の関節に炎症が起きて関節が壊れる関節リウマチ。
● 線維筋痛症は全身に痛みがあるのに異常が見つからない。
● 慢性疲労症候群にはひどい倦怠感がある。

原因不明の全身性疾患によるつらい痛み

普段は元気な人が、急に全身の節々が痛くなってきた場合、**インフルエンザ**などの感染症で高熱が出てくるサインかもしれません。寒気や頭痛、頭がぼーっとするなどの症状を伴っていたら、熱を測ってみましょう。

慢性的に全身に痛みがある場合は、**関節リウマチ**、**線維筋痛症**、**慢性疲労症候群**などが疑われます。

＜主な病気と特徴＞

全身に痛みが出る主な病気と特徴は以下の通りです。

● 関節リウマチ

全身の関節に**炎症**が起こり、関節痛、**関節のこわばり**、関節の破壊と変形、微熱、全身倦怠感などの症状が現れる。関節炎は特に手足の指や手首などに起きやすい。原因は不明。中高年の女性に多い。近年、症状を緩和し進行を遅らせる薬や治療法の開発が進んでいる。

● 線維筋痛症

全身の筋肉、関節、腱、内臓などに慢性的な痛みやこわばりがあるが、その場所を調べても特に異常が見つからない。特定の場所を押すと**圧痛**がある。日によって、または時間によって痛みの程度や場所が変わる。関節リウマチに似ているが関節は破壊されない。原因不明。

● 慢性疲労症候群

ひどい**倦怠感**、集中力の低下、筋肉痛や関節痛、頭痛、リンパ節の腫れと痛み、のどの痛みなどがあり、日常生活が著しく困難になる。単なる疲労ではないため、休息しても症状は改善しない。原因不明。

📖 試験に出る語句

関節リウマチ
全身の関節に炎症が起こり、関節が破壊される病気。近年は痛みを緩和する薬が開発され患者の生活の質は改善されてきている。

線維筋痛症
全身につらい痛みがあるが、検査では特に異常が見つからない。痛みが日々変化するのが特徴。原因不明。

慢性疲労症候群
ひどい倦怠感が主症状。筋肉痛や関節痛、頭痛などがあり日常生活が困難になる。原因不明。

🔒 キーワード

圧痛
何もしないでいると痛くないが、指で押すと痛むこと。

✏️ メモ

リウマチの意味
リウマチは「rheuma（リューマ）」というギリシャ語から来た言葉で「流れる」という意味。昔、リウマチは血液の流れが滞るために起こるとされたことからこういわれた。現在ではその意味は間違いだが、言葉はそのまま使われている。

全身に痛みが出る病気

関節リウマチ

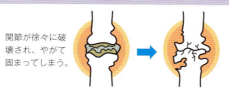

関節が徐々に破壊され、やがて固まってしまう。

痛みが起きやすい手の関節　　関節リウマチで変形した手

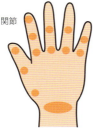
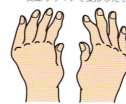

全身の関節に炎症が起き、関節が破壊される。重症になると手などの関節が変形してしまう。朝起きたときに手がこわばっている「朝のこわばり」が特徴。

線維筋痛症

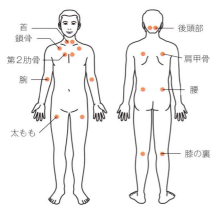

首／鎖骨／第2肋骨／腕／太もも／後頭部／肩甲骨／腰／膝の裏

上記のうち11カ所以上に圧痛があり、それが3カ月以上続いていると線維筋痛症と診断される。

全身の関節などに痛みがあるが、検査をしても異常が見つからない。原因は不明。

慢性疲労症候群

慢性疲労症候群の主な症状

- 頭痛
- のどの痛み
- 微熱
- 関節痛
- 不眠
- 集中力の低下 など

ひどい倦怠感があり、頭痛や関節痛、微熱などの症状が伴い、日常生活に支障が出る。休息しても改善しない。原因は不明。

225

いろいろな痛みと疾患

複合性局所疼痛症候群

POINT
- 複合性局所疼痛症候群は外傷の治癒後に痛みが起こる。
- 焼けるような痛み、刺すような痛みなどと表現される。
- 発汗の異常、皮膚や爪の萎縮などを伴う。

外傷が治った後に生じる原因不明の痛み

複合性局所疼痛症候群は、捻挫や打撲、骨折といった外傷の後で、体に慢性的な痛みが起こる病気です。戦場で大けがをした戦士が、外傷が治った後にひどい痛みを訴えることがあることから明らかになってきました。

発症のきっかけになった外傷で神経が傷ついた場合と、外傷はあったものの神経は損傷しなかった場合とがあります。以前、前者はカウザルギー（熱＋痛みという意味の造語）、後者は反射性交感神経性ジストロフィーと呼ばれていましたが、現在はまとめて複合性局所疼痛症候群と呼ばれています。

外傷は治ったのに、外傷を負った場所やそれ以外の場所で、刺激の強さにそぐわないほどの強い痛みに悩まされます。痛みは、焼けるような痛み、針で刺されたような痛み、電気ショックのような痛みなどと表現されます。また衣服が触れるなどのごく軽い刺激で痛みを感じるアロディニア（P.84参照）が生じることがあります。

皮膚温や発汗の異常、皮膚の色の変化、浮腫、筋肉の萎縮、関節の運動制限、皮膚や爪などの萎縮といった症状を伴うことがあります。複合的という名称は、痛みや炎症症状、運動障害などが複合的に変化していくことから名付けられたものです。数週間程度で軽快するケースもありますが、多くの場合、何年にもわたり症状が続いたり、一度良くなってもまた再発するという経過をたどります。

現在、この病気の原因は分かっていません。よって治療法は痛みなどに対する対症療法が中心です。

試験に出る語句

複合性局所疼痛症候群
外傷が治った後に、体に痛みを生じるもの。外傷で神経が傷ついた場合と傷ついていない場合がある。原因不明。

キーワード

ジストロフィー
栄養障害という意味。栄養・代謝障害によって細胞や組織が変性や萎縮が起こること。

アロディニア
本来は痛みと感じるはずがない程度の軽い刺激で痛みを感じる状態。

メモ

カウザルギー
けがで神経が傷つき、けがが治った後に痛みが生じるものをこう呼んだ。ギリシャ語の熱（kausos）と痛み（algos）を合わせた造語。

複合性局所疼痛症候群

複合性局所疼痛症候群とは？

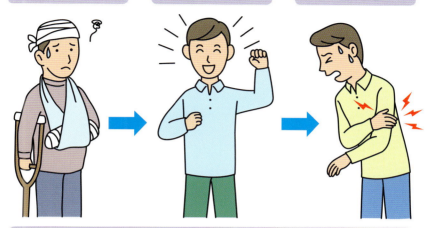

けがが治った後で、けがをした部位やそれ以外の部位に痛みが生じる。痛みは、焼けるような痛み、刺すような痛みなどと表現される。

複合性局所疼痛症候群の症状

激しい痛みのほか、皮膚温や発汗の異常、皮膚の色の変化、浮腫、筋肉の萎縮、関節の運動制限、皮膚や爪などの萎縮などが起こる。

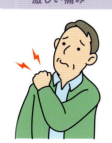

激しい痛み

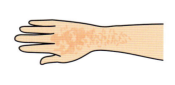

浮腫、皮膚の色の変化

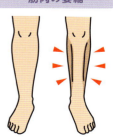

筋肉の萎縮

いろいろな痛みと疾患

術後痛症候群

POINT
- 術後痛症候群は手術後に傷が治っても痛みが続くもの。
- 手術によって神経を傷つけるために起こるとされる。
- 開胸手術、乳がんや脊椎の手術後に起こりやすい。

手術で神経を傷つけたために術後に痛みが残る

術後痛症候群は、手術で切開したところが痛いことではありません。何らかの手術を受けた後、切開した傷自体は治っているのに、痛みが続いてしまうことです。傷の部分やその周辺が痛みますが、痛み方は手術直後の傷の痛みとは性質が違っています。

基本的にはどんな手術でも起こりうるものですが、心臓の手術などの開胸手術、乳がんの手術、脊椎の手術などで起こりやすいといわれています。

開胸術後疼痛症候群は、心臓や肺の手術の術後から2カ月以上続く痛み、または術後2カ月以上経過してから起こる痛みと定義されています。手術によって肋間神経を傷つけるのが原因とされ、多くは数カ月程度で軽快しますが、痛みが長く続いたり徐々に悪化する人もいます。

乳がんの術後に起こるものを乳房切除後疼痛症候群といいます。手術によって肋間上腕神経を傷つけるのが原因とされ、切除した乳房の周辺やわきの下、腕にかけて痛みや重だるい感じなどが続きます。また腕を動かすと痛みが増す傾向があります。

脊椎の術後にも痛みが続くことがあり、腰痛で手術をしたのにかえって痛みがひどくなるという皮肉な状況に陥るケースもあります。

このような痛みに対しては、鎮痛薬の内服や座薬投与のほか、神経ブロック療法などで緩和を図ります。がんの術後で痛みが長期に続いたり徐々に悪化する場合は、がんの再発の可能性もあるので注意が必要です。

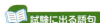 **試験に出る語句**

術後痛症候群
手術後、傷が治ったのに切開部やその周辺に痛みが続くこと。手術で神経を傷つけたのが原因とされる。

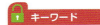 **キーワード**

肋間神経
肋骨に沿って走る神経で、背部や腹部の筋肉の動き、胸部の皮膚感覚などをつかさどる。

肋間上腕神経
わきの下を走る神経で、上腕の内側の皮膚感覚などをつかさどる。

 メモ

乳がんで腋下リンパ節を取ると起こりやすい
乳房切除後疼痛症候群は、進行してわきの下のリンパ節も切除した場合に起きやすい。初期のがんで乳房を温存する手術では起きにくい。

術後痛症候群とは

術後痛症候群とは

開胸手術

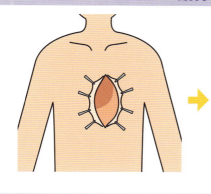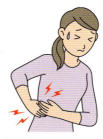

術後、傷が治った後にも創部やわき腹などが痛む。

乳がん手術

乳房部分切除術

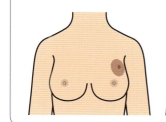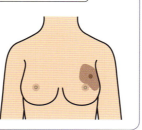

がんが小さい場合は、がんとその周囲だけを切除する部分切除術を行なう。

乳房切除術

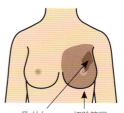

乳がん　　切除範囲

がんが大きくなっている場合は、片方の乳房全体やその近くにあるわきの下のリンパ節を切除する。

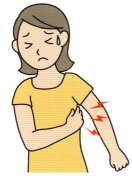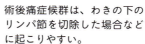

術後痛症候群は、わきの下のリンパ節を切除した場合などに起こりやすい。

229

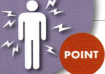

いろいろな痛みと疾患

がん性疼痛と緩和ケア

POINT
- がんやその治療などに伴う痛みをがん性疼痛という。
- がん性疼痛の特徴は進行性、持続性、多発性である。
- 緩和ケアにとって鎮痛は最も重要なケアである。

がん性疼痛とは何か

　がんやその治療に関連して起こる痛みを**がん性疼痛**といいます。がんが進行して大きくなったり、**浸潤**（周囲に染み出すように広がること）や**転移**（遠隔の臓器に飛び火すること）を起こし、組織を壊したり圧迫したりすると痛みが起こります。また、**手術**や**放射線治療**による痛み、**抗がん剤**の副作用として起こる口内炎の痛みや、鎮痛薬の副作用によるひどい便秘で起こる腹痛など、治療に伴って起こる痛みもあります。さらに、ずっとベッドで寝ていることによって腰が痛くなったり、寝たきりの場合は褥瘡（床ずれ）ができて痛むことがあります。

　がん性疼痛の特徴は、徐々に進行すること、一日中、毎日続くこと、痛む場所が同時多発的に複数になることが多いなどです。ひどい痛みが続くとうつ傾向になることがあり、家族にとってもつらいので、できるだけ早く的確に痛みを取り除く必要があります。

緩和ケアは末期になってからするものではない

　がんなど命にかかわる病気の患者や家族に対して、痛みから開放し、その他の身体的な苦痛、精神的・社会的問題、スピリチュアルな問題に対処し、生活の質を高めることを**緩和ケア**といいます。緩和ケアは、死が間近に迫った末期の患者だけのものではなく、末期に至るずっと前から、その人の状態に合わせて行なうべきものです。特に痛みは生活の質を大きく低下させるので、鎮痛は最も重要なケアといえます。

試験に出る語句

がん性疼痛
がんそのものによる痛みと、がんの治療による痛み、長期に臥床していることによる痛みなど、がんやその治療に伴って起こる痛みのこと。

緩和ケア
命にかかわる重大な病気の患者や家族に対して、さまざまな問題に対処し、生活の質を高めること。末期患者だけのものではない。

キーワード

浸潤
がん細胞が、染み出すようにして周囲に広がること。

転移
がん細胞が、初めに発生した場所から血流やリンパの流れに乗って遠く離れた臓器に飛び火し、そこで増殖すること。

メモ

抗がん剤による口内炎
抗がん剤は活発に細胞分裂をする細胞に作用する。抗がん剤の中には、口腔内の粘膜に影響して口内炎を起こすものがある。

がん性疼痛

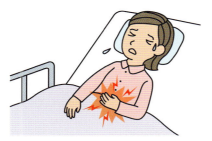

がんそのものによる痛み。

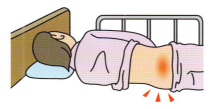

寝たままでいるために起こる腰痛、床ずれなどの痛み。

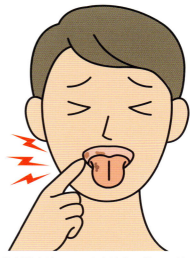

放射線療法による皮膚障害、抗がん剤による口内炎、鎮痛薬の副作用の便秘による腹痛など、治療による痛み。

がん性疼痛がもたらす影響

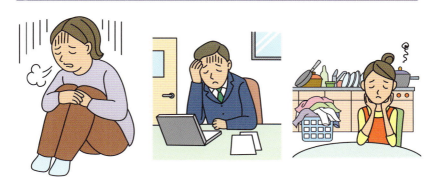

不眠、食欲不振、意欲低下などの問題を引き起こし、栄養状態の低下や体調悪化を引き起こす。精神的にも悪影響を及ぼし、うつ傾向になることがある。

がん性疼痛はできるだけ早く的確に取り除き、患者と家族を痛みから開放することが大切。

いろいろな痛みと疾患

抗がん剤による痛み

POINT
- 抗がん剤はがん細胞の増殖を阻害する薬である。
- 口内炎、血管炎などの副作用で痛みが起こることがある。
- 鎮痛薬やリラクセーションなどで痛みの緩和を図る。

抗がん剤で口内炎や血管炎を起こして痛む

　抗がん剤は、がん細胞の増殖を抑制したり、がん細胞自体を死滅させたりするために使う薬で、抗がん剤を使った治療を**化学療法**といいます。

　抗がん剤にはさまざまな種類がありますが、がん細胞だけを攻撃する薬はまだなく、正常な細胞も影響を受け、その結果さまざまな副作用が出てきます。特に活発に細胞分裂を行なっている組織がダメージを受けやすく、口腔内や胃腸の粘膜細胞の障害による**吐き気**や**嘔吐**、毛髪をつくる細胞の障害による**脱毛**、造血細胞の障害による**白血球減少**などが起こります。

　ある種の抗がん剤は**口内炎**を起こしやすく、抗がん剤投与中は口内炎の痛みで満足に食事が取れなくなることがあります。また、手足の痛みが問題となる化学療法誘発性末梢神経障害を引き起こすこともあります。

　点滴で静脈に投与した抗がん剤が血管の内皮を傷つけると、**血管炎**が起きて痛みが生じます。またある種の抗がん剤は、特に**造血**が活発な骨盤や胸骨、大腿骨などにダメージを与え、痛みを起こします。

　抗がん剤の副作用で痛みが出ても、基本的には抗がん剤を途中でやめることはできません。可能であれば抗がん剤の種類を変更したり、痛みに対しては鎮痛薬で緩和を図ります。マッサージや入浴、レクリエーションなどで気分転換やリラックスを図ったり、温罨法や冷罨法などのケアも痛みの緩和に効果的です。

 試験に出る語句

抗がん剤
がん細胞が分裂して増えるのを阻害して、がんが大きくなるのを防いだり、治したりするための薬。これを使った治療を化学療法という。

 キーワード

血管炎
抗がん剤は細胞を障害する薬なので、点滴で静脈に投与すると血管の内皮細胞を傷つけ、血管炎を起こすことがある。

 メモ

抗がん剤のタイプ
抗がん剤にもさまざまなタイプがある。がん細胞のDNAの合成を阻害するもの、細胞分裂ができないようにするもの、がん細胞の代謝を阻害するものなどがある。

抗がん剤による副作用

代表的な副作用の発現しやすい時期

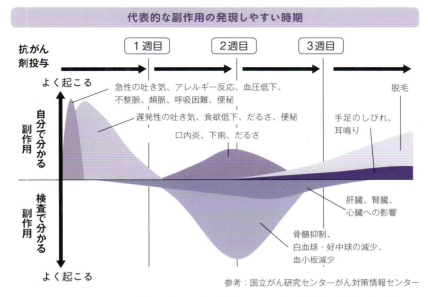

参考：国立がん研究センターがん対策情報センター

抗がん剤によって副作用の出方は違う。また個人によっても副作用の程度などは異なる。

抗がん剤の副作用としての痛みの緩和

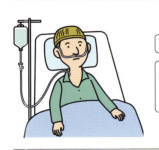

- 鎮痛薬の投与
- 口内炎に対する食事の工夫（しみない、飲み込みやすい）

痛みはどんなものであってもできる限り取り去るべき。さまざまな方法で緩和を図ることが大切。

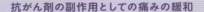

マッサージ、散歩、足浴、入浴などでリラクセーションを図る

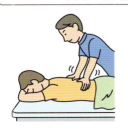 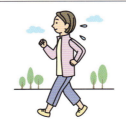 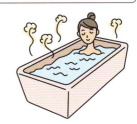

233

索引

英数字

A β 線維 ……………………………………… 84
A δ 線維 …………………… 26,28,46,106,126
CMI健康調査法 ………………………………… 112
CRP …………………………………………… 114
CT ……………………………………………… 110
C線維 …………… 26,28,46,60,94,106,126
MMPI …………………………………………… 112
MRI …………………………………………… 110
NSAIDs …………………………… 130,132,134
SDS …………………………………………… 112
β エンドルフィン ……………………………… 122

あ

アセチルサリチル酸 …………………………… 134
アセトアミノフェン ……………………… 130,136
圧痛 …………………………………………… 224
アヘン ………………………………………… 130
アラキドン酸 …………………………………… 132
アロディニア ……………………… 20,84,226
イオンチャネル ………………………………… 64
閾値 ………………………………… 84,86,106
痛み …………………………………………… 10
一次侵害受容ニューロン ………… 58,60,64,66
一次体性感覚野 ………………………………… 54
インドメタシン ………………………………… 134
運動障害 ………………………………………… 96
運動神経 ………………………………………… 44
運動ニューロン ………………………………… 46
運動療法 ………………………………… 158,160
エコノミークラス症候群 ……………………… 194
エテンザミド …………………………………… 136
炎症 …………………………………………… 14

遠心性線維 ……………………………………… 44
オープン・クエスチョン ……………………… 102
オキシコドン …………………………… 138,142
オスグッド・シュラッター病 ………………… 218
オピウム類縁物質 ……………………… 130,138
オピオイド ……………… 28,130,138,140,142
オピオイド受容体 ……………………………… 138
温熱療法 ………………………… 128,158,162

か

外因性発痛物質 ………………………………… 62
開胸術後疼痛症候群 …………………………… 228
外傷性頸部症候群 ……………………………… 188
外傷性骨折 ……………………………………… 210
灰白質 …………………………………………… 52
外反母趾 ………………………………………… 220
開放骨折 ………………………………………… 210
潰瘍性大腸炎 …………………………………… 198
カウザルギー …………………………………… 226
化学的刺激 …………………………………… 58,60
顎関節 ………………………………………… 184
顎関節症 ……………………………………… 184
下垂体 ………………………………………… 122
可塑化 …………………………………………… 82
滑液 …………………………………………… 214
滑液包 …………………………………… 190,192
葛根湯 ………………………………………… 148
滑膜 …………………………………………… 214
カプサイシン …………………………………… 58,60
かゆみ …………………………………………… 94
感覚受容器 ……………………………………… 48
感覚障害 ………………………………………… 96
感覚神経 ……………………………………… 44,52
感覚ニューロン ……………………………… 46,64

234

間歇性跛行	222	緊張性頭痛	132,148,176
眼瞼下垂	154	筋肉痛	212
がん性疼痛	132,138,140,230	屈曲反射	94
関節鏡手術	167	くも膜下出血	178,180
関節包	214	クロストーク	74
関節リウマチ	132,214,224	群発頭痛	176
漢方薬	148,172	経穴	172
顔面神経痛	182	頸神経	186
寒冷療法	158,162	頸髄	186
関連痛	14,30,76	頸椎症	186
緩和ケア	230	経皮的神経電気刺激法	120
機械的刺激	58,60	頸部椎間板ヘルニア	186
キセノン光治療	170	ゲートコントロール理論	118,120
ぎっくり腰	206	下行性疼痛抑制系	118,122,138,168
機能局在	54	ケタミン	146
逆流性食道炎	196	血液検査	114
臼蓋	216	血管炎	232
求心性線維	44	月経痛	132,148,204
急性膵炎	200,206	解熱鎮痛薬	130,134
急性痛	14,32,40,74	牽引療法	158,162
急性腹症	200,204	肩関節周囲炎	190
急性腰痛	208	幻肢痛	80
急性腰痛症	206	腱鞘	192
胸郭出口症候群	186	腱鞘炎	192
狭心症	196	高閾値機械受容器	60
胸痛	194,196	抗うつ薬	144
胸部大動脈解離	194	抗がん剤	230,232
局所麻酔薬	146,150,152,190	交感神経	22,56,74,92
起立性頭痛	188	交感神経依存性疼痛	74
緊急反応	32,122	硬結	78
筋弛緩訓練	160	後根	48,52,64
筋弛緩薬	130,144	後根神経節	64
筋線維	156,212	広作動域ニューロン	66,118
筋断裂	212	恒常性	56

235

索引

光線療法	170
抗てんかん薬	144
高尿酸血症	202
広汎性侵害抑制調節	118,172
抗不整脈薬	144
硬膜外血腫	178
硬膜外腔	152
硬膜外ブロック	150,152
硬膜下血腫	178
五十肩	148,160,190
骨棘	218
骨粗鬆症	210,216
骨膜	210
コデイン	138
コンパートメントブロック	154

さ

サーモグラフィー検査	114
在宅療養	116
サイトカイン	62
索状結節	78
三叉神経	182
三叉神経痛	182
三半規管	92
視覚アナログスケール	100
子宮外妊娠	204
子宮内膜症	204
シクロオキシゲナーゼ	132
ジクロフェナク	134
自己効力感	164
視床	54,66
膝蓋腱反射	108
膝関節痛	218
シナプス	46

シナプス間隙	46
自発痛	14,36,88,214
社会的苦痛	38
芍薬甘草湯	148
自由神経終末	26,50
収束投射説	76
縮瞳	154
手根管	192
手根管症候群	192
主訴	102
術後痛症候群	228
腫瘍マーカー	114
証	148
消化管穿孔	200
上行性伝導路	52
情動	10
食道静脈瘤破裂	194
徐放性	140
自律訓練法	164
自律神経	44,56
心因性疼痛	14,16,22
心因性腰痛	208
侵害刺激	58,60,88
侵害受容器	16,18,58,60
侵害受容性疼痛	14,18,58
鍼灸治療	172
心筋梗塞	12,194
神経障害性疼痛	14,16,20,70
神経ブロック療法	128,150,160,228
心臓神経症	196
身体的苦痛	38
深部感覚	26,108
深部痛	26
心理療法	128,164

髄液検査 ……………………………… 114	側弯症 ………………………………… 208
髄鞘 ………………………………… 46,70	咀嚼筋 ………………………………… 184
水治療法 …………………………… 158,162	速効性 ………………………………… 140
水痘ウイルス ………………………… 196	

た

数値評価スケール …………………… 100	帯状疱疹 ……………………………… 196
頭痛 ……………………… 148,176,178	体性感覚 ………………………………… 26
ステロイド …………………………… 132	体性痛 ………………………… 14,18,26
ストレス ……………………… 32,90,122	大腿骨頸部骨折 ……………………… 216
スピリチュアル ………………………… 86	大腿骨頭壊死 ………………………… 216
スピリチュアルペイン ………………… 38,58	大腸炎 ………………………………… 198
スポーツ障害 ………………………… 192	体動時痛 …………………… 14,36,214
脆弱性骨折 …………………………… 210	大脳辺縁系 …………………………… 66,68
星状神経節 ……………… 128,154,168	脱髄 …………………………………… 70
星状神経節ブロック ………………… 150,154	虫垂炎 ………………………………… 198
精神的苦痛 ……………………………… 38	中枢神経 ………………………………… 44
脊髄神経 …………………… 44,65,152	中枢性疼痛 ………………… 14,24,180
脊髄神経節 ……………………………… 48	中足骨疲労骨折 ……………………… 220
脊髄損傷 …………………………… 20,24	超音波検査 …………………………… 110
脊髄電気刺激療法 …………………… 166	腸閉塞 ………………………………… 198
脊柱管狭窄症 ……………………… 20,222	直線偏光近赤外線治療 ……………… 170
セレコキシブ ………………………… 134	鎮痛補助薬 ………………………… 130,144
セロトニン …………………………… 62,118	椎間板ヘルニア …………… 20,186,206
線維筋痛症 …………………………… 224	椎間板ヘルニアの手術 ……………… 167
前・後十字靭帯 ……………………… 218	痛覚過敏 …………………………… 84,86
全人的苦痛 ……………………………… 38	痛風 …………………………………… 220
先天性股関節脱臼 …………………… 216	低血糖 ………………………………… 178
先天性無痛症 …………………………… 12	テニス肘 ……………………………… 192
前頭前野 ………………………………… 66	テレスコーピング ……………………… 80
前頭連合野 …………………………… 124	転移 …………………………………… 230
造影検査 ……………………………… 110	電気的信号 …………………………… 48,70
装具療法 ……………………………… 158	天井効果 ……………………………… 140
総合感冒薬 …………………………… 136	伝導路 ………………………………… 52,66
掻痒感 …………………………………… 94	当帰芍薬散 …………………………… 148
側芽 ……………………………………… 72	

237

索引

糖尿病性神経障害 ………………… 12,21
トータルペイン ……………………… 38
ドーパミン …………………………… 124
特異的侵害受容ニューロン …………… 66
特発性三叉神経痛 …………………… 182
徒手筋力検査 ………………………… 108
トリガーポイント ………… 30,78,156,168
トリガーポイント注射 ……………… 156
トリプタン系薬剤 …………………… 146
鈍痛 …………………………………… 28
頓服薬 ………………………………… 136
鈍麻 …………………………………… 96

な

内因性オピオイド ………… 122,124,172
内因性疼痛抑制系 …………………… 118
内因性発痛物質 ……………………… 62
内視鏡検査 …………………………… 114
内視鏡手術 …………………………… 166
内臓求心性線維 ……………………… 28
内臓痛 …………………… 14,18,28,104
肉離れ ………………………………… 212
二次侵害受容ニューロン ………… 58,66,90
二次性頭痛 …………………………… 178
乳酸 …………………………………… 212
乳房切除後疼痛症候群 ……………… 228
ニューロン ………………… 46,64,66,76
尿管結石 ……………………………… 202
認知行動療法 ………………………… 164
熱刺激 ……………………………… 58,60
ノイロトロピン ……………………… 146
脳幹 …………………………………… 68
脳幹網様体 …………………………… 68
脳出血 ……………………………… 178,180

脳腫瘍 ………………………………… 178
脳神経 ………………………………… 44
脳脊髄液 ……………………………… 188
脳脊髄液減少症 ……………………… 188
脳卒中 …………………………… 12,180
ノルアドレナリン ……………… 74,90,122

は

バイオフィードバック療法 …………… 164
肺がん ………………………………… 196
肺塞栓症 ……………………………… 194
パチニ小体 …………………………… 50
パッチ薬 ……………………………… 142
発痛増強物質 ………………………… 62
発痛点 …………………… 78,156,168
発痛物質 ……………… 32,36,62,212
半月板 ………………………………… 218
反射 …………………………………… 108
反射性交感神経性ジストロフィー …… 226
ヒスタミン ………………………… 62,94
非ステロイド性抗炎症薬 ………… 130,132
引っかき反射 ………………………… 94
泌尿器 ………………………………… 202
皮膚感覚 …………………… 26,50,108
表在感覚 ……………………………… 50
病的骨折 ……………………………… 210
表面痛 …………………………… 26,28
疲労骨折 ………………………… 210,220
フェイススケール …………………… 100
フェンタニル …………………… 138,142
副交感神経 …………………………… 56
複合性局所疼痛症候群 ……………… 226
腹側被蓋野 …………………………… 124
腹痛 …………………………… 198,200

腹部大動脈瘤破裂	200
物理療法	158,162
ブラジキニン	62
プロスタグランジン	62,132
分極	48
閉塞性動脈硬化症	222
ペインスケール	100,106
ペプチド	64
変形性関節症	214
変形性股関節症	216
変形性膝関節症	218
変形性腰椎症	208
片頭痛	92,146,176
膀胱炎	198,202
報酬系	124
ホスホリパーゼ	132
ホムンクルス	55
ポリモーダル受容器	60,172
ホルネル徴候	154

ま

マイスナー小体	50
マインドフルネス	42
マクロファージ	72
末梢神経	44
麻痺性イレウス	140
麻薬	138,142
麻薬性鎮痛薬	142
慢性痛	14,34,40,74
慢性疲労症候群	224
慢性腰痛	208
無髄線維	46,60
無痛分娩	98
メルケル盤	50

モートン病	220
モルヒネ	140,174

や

夜間痛	190
野球肘	192
薬物療法	128,130
有髄線維	46,60
誘発痛	36
腰椎圧迫骨折	206
腰椎すべり症	206
腰椎分離症	206
腰痛症	208
腰部脊柱管狭窄症	222
腰部椎間板ヘルニア	206

ら

ラセーグ徴候	108
卵巣茎捻転	200,204
卵巣嚢腫	204
ランナー膝	218
理学的検査	108
理学療法	128,158
ルフィニ小体	50
レーザー治療	128,168
レスキュー薬	140
ロキソプロフェン	134
肋間上腕神経	228
肋間神経	228

わ

ワクシニアウイルス	146

【監修者紹介】

橋口さおり (はしぐち・さおり)

1964年大阪府生まれ。1990年鳥取大学医学部卒業。慶應義塾大学病院麻酔科、関東逓信病院（現NTT東日本関東病院）ペインクリニック科などで研修。1998年より慶應義塾大学病院麻酔科ペインクリニック、2006年慶應義塾大学講師、2009年腫瘍センター緩和医療部門長、2013年緩和ケアセンター長、2016年准教授。がん疼痛を中心に診療を行なっている。日本緩和医療学会理事。著書に『がんと向き合う安心便利ノート（共著）』（名著出版）、『21世紀のオピオイド治療（監訳）』（メディカルサイエンスインターナショナル）など。

編　集	有限会社ヴュー企画
カバーデザイン	伊勢太郎（アイセックデザイン）
本文デザイン・DTP	野村友美（mom design）、たけだいく
執筆協力	鈴木泰子、北村八惠子
イラスト	高橋なおみ、池田聡男、神林 光二

運動・からだ図解　痛み・鎮痛のしくみ

2017年7月26日　初版第1刷発行

監　修	橋口さおり
発行者	滝口直樹
発行所	株式会社マイナビ出版
	〒101-0003
	東京都千代田区一ツ橋2-6-3
	一ツ橋ビル2F
	電話　0480-38-6872（注文専用ダイヤル）
	03-3556-2731（販売部）
	03-3556-2735（編集部）
	URL http://book.mynavi.jp
印刷・製本	シナノ印刷株式会社

※価格はカバーに表示してあります。
※落丁本、乱丁本についてのお問い合わせは、TEL0480-38-6872（注文専用ダイヤル）か、電子メールsas@mynavi.jpまでお願いいたします。
※本書について質問等がございましたら、往復はがきまたは返信切手、返信用封筒を同封のうえ、㈱マイナビ出版編集第2部までお送りください。
　お電話でのご質問は受け付けておりません。
※本書を無断で複写・複製（コピー）することは著作権法上の例外を除いて禁じられます。

ISBN 978-4-8399-6316-3
© 2017 Saori Hashiguchi
© 2017 Mynavi Publishing Corporation
Printed in Japan